慢性病管理

主编 朱爱勇 王小兰 程 云

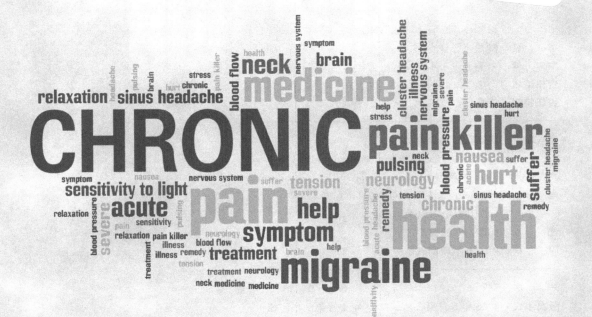

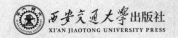
西安交通大学出版社
XI'AN JIAOTONG UNIVERSITY PRESS

图书在版编目(CIP)数据

慢性病管理 / 朱爱勇，王小兰，程云主编. — 西安 ：西安交通大学出版社，2023.5(2024.1重印)

ISBN 978 - 7 - 5693 - 3014 - 4

Ⅰ.①慢…　Ⅱ.①朱…　②王…　③程…　Ⅲ.①慢性病—防治 Ⅳ.①R4

中国版本图书馆 CIP 数据核字(2022)第 246242 号

MANXINGBING GUANLI

书　　　名	慢性病管理
主　　　编	朱爱勇　王小兰　程　云
责任编辑	秦金霞
责任校对	郭泉泉

出版发行	西安交通大学出版社
	(西安市兴庆南路 1 号　邮政编码 710048)
网　　　址	http://www.xjtupress.com
电　　　话	(029)82668357　82667874(市场营销中心)
	(029)82668315(总编办)
传　　　真	(029)82668280
印　　　刷	西安五星印刷有限公司

开　　　本	787mm×1092mm　1/16	印张　12.25	字数　239 千字
版次印次	2023 年 5 月第 1 版　2024 年 1 月第 2 次印刷		
书　　　号	ISBN 978 - 7 - 5693 - 3014 - 4		
定　　　价	48.00 元		

编委会

主　编

朱爱勇（上海健康医学院）

王小兰（上海健康医学院）

程　云（复旦大学附属华东医院）

副主编

张　鹏（上海健康医学院）

叶丽萍（上海市闵行区中心医院）

管海涛（苏州科技城医院）

编　者

曹爱丽（上海市闵行区中心医院）

丁静怡（上海市闵行区中心医院）

刘　静（上海市闵行区中心医院）

刘　睿（上海健康医学院）

刘　雯（上海健康医学院）

柳星月（上海健康医学院）

陆秀琴（上海健康医学院）

毛静静（河南省胸科医院）

沈蓝君（浙江大学医学院附属邵逸夫医院）

吴彬彬（哈尔滨医科大学）

王　骏（上海健康医学院）

王　露（上海市闵行区中心医院）

王　瑞（上海市闵行区中心医院）

吴秀菊（复旦大学附属华东医院）

夏碧芸(复旦大学附属华东医院)

奚丽君(上海健康医学院)

杨　军(哈尔滨医科大学)

赵春燕(上海市闵行区中心医院)

赵金丽(南通大学附属医院)

朱胜男(上海市闵行区中心医院)

贺亚楠(同济大学附属东方医院)

孔庆芳(上海交通大学医学院附属精神卫生中心)

万　霞(无锡市人民医院)

● 前 言 ●

　　慢性非传染性疾病,简称慢性病,已经成为威胁我国乃至全世界居民健康的主要问题。迁延不愈,伴随终生,没有有效的治愈方法,发生发展与不良生活习惯密切相关等特点决定了慢性非传染性疾病在治疗、护理、疾病管理等方面与传染性疾病、急性病有显著的不同。党的二十大报告指出,要促进优质医疗资源扩容和区域均衡布局,坚持预防为主,加强重大慢性病健康管理,提高基层防病治病和健康管理能力。通过有效的管理措施,早发现,早诊断,早治疗,我们能够有效降低各种慢性病的发生率,提高患者的生活质量,延缓病情的发生发展,降低医疗资源的占有率等。慢性病的管理是通过收集个人健康信息,对个体未来一段时间内的某种慢性病的发生风险进行预测,在风险预测的基础上,针对与个体生活方式相关的危险因素制订个体化干预计划和行为校正策略,督促计划和策略的实施并定期进行跟踪评估,同时,在个体慢性病管理的基础上,对服务人群进行汇总分析,开展人群慢性病预防、治疗、管理工作。慢性病管理是一个由多学科专业人员共同参与的意义深远的专业性工作。

　　慢性病管理工作不仅需要相关人员掌握各种慢性病的防治、护理、康复等专业知识,还需要掌握沟通传播技巧和方法、适应时代发展的信息化手段和方法,以及客观专业的质量评估手段和方法。本书介绍了慢性病管理发展历程,信息化技术在慢性病管理中的应用和前景,慢性病管理常用的方法和手段,以及各种常见慢性病的管理模式和管理内容,充分体现了科学性、先进性和实用性,编写的目的是为广大慢性病管理工作者、慢性病患者和照护者提供专业支持,提高慢性病管理的效率。

　　由于编者水平有限,书中难免有疏漏之处,恳请广大读者批评指正。

本书编委会

2022 年 11 月

◦• 目 录 •◦

第一章 总 论

第一节 概 述

一、慢性病的概念及演变

世界卫生组织全球信息库（World Health Organization Global Infobase）是针对世界卫生组织所有成员国的慢性病及其危险因素数据的数据仓库，其数据显示，全球范围内心脑血管疾病、糖尿病、癌症等患者数不断增加，给患者和家庭带来了严重的经济负担和照护压力，给社会造成了极大影响，如占用大量的医疗资源、需要增加医疗照护公共设施投入、社会劳动力减少、减缓经济发展等。这类疾病有着共同的特点：病因复杂，起病隐匿，病程冗长，不能根治，与长期生活方式有关，通过改善不良生活方式可以预防疾病的发生和延缓疾病的进程。世界卫生组织（WHO）对该类疾病进行了定义：从发现之日起计算，超过 3 个月的非传染性疾病，这些疾病主要由职业和环境因素、生活与行为方式等暴露引起，一般无传染性，这类疾病统称为 non-communicable disease，或者 noninfectious chronic disease，简称 NCD。该定义强调了 NCD 的两个重要特征：病程长和不传染。

国内将 NCD 翻译成慢性非传染性疾病，在实际使用过程中，简称为"慢性病"或者"慢病"。然而从概念的规范化使用来看，"慢性非传染性疾病""慢性病""慢病"还是有不同的内涵的。根据疾病是否具有传染性，可将其分为传染性疾病和非传染性疾病。传染性疾病（infectious disease）即传染病，是指各种病原体引起的能够在人与人、动物与动物，或人与动物之间相互传播的一类疾病。传染病有三个特征，即病原体、传染性和流行性，感染后常有免疫性；有三个环节，即传染源、传播途径和易感人群。对于非传染性疾病（noninfectious disease），尚无明确的概念描述，但一般认为疾病不满足以上三个特征或疾病发生过程中没有以上三个环节即为非传染性疾病。在"慢性病"的范畴中应当包括"慢性非传染性疾病"和"慢性传染性疾病"两个概念。因此，用"慢性病"作为"慢性非传染性疾病"的简称是不准确的,也不严谨的。用"慢病"作为"慢性非传染性疾病"的缩略语,虽然符合中文习惯,然而学术界或相关权威部门没有明确规定"慢病"就是"慢性非传染性疾病"。因此,"慢病"是不同于"慢性病"的一个新的术语。但在一些官方资料中也存在着"慢性病"和"慢病"并用的现象,故一般情况下将这两个概念等同于"慢性非传染性疾病"。2019 年中国《慢性病健康管理规范(T/CHAA007—2019)》将慢性非传染性疾病简称为"慢性病",本书中"慢性病"即指"慢性非传染性疾病"。随着研究的深入,"慢性传染性疾病"终将被纳入慢性病管理的范畴;在后续的研究和总结中,慢性病也将被纳入新的内容,拓宽概念范畴。

慢性病管理,也叫慢性病健康管理(health management for chronic diseases),是在收集个人健康信息的基础上,对个体未来一段时间内某种慢性病的发生风险进行预测。在风险预测的基础上,针对个体生活方式的危险因素制订个体化干预计划和行为校正策略,督促计划和策略的实施,定期跟踪并进行效果评估。在效果评估的基础上进一步收集信息,进入下一个循环。在对个人进行慢性病管理的基础上,也对服务人群信息进行汇总和分析,并对人群的慢性病预防、治疗和管理工作提出建议、指导和咨询。

二、慢性病的特点

NCD 的特点可从以下维度分析。

(1)疾病本身特点:病程长,发展缓慢,且可出现反复急性发作状态,可伴有器官功能性或病理性改变。

(2)诱因和病因:没有明确的病原体或诱因,但疾病发生发展与长期不良生活习惯以及生活环境有关,通过改变不良生活习惯或改善生活环境可以降低疾病的发生、延缓疾病的发展。慢性病以老年人好发。

(3)疾病之间的关系:患者可以同时患有两种或两种以上的 NCD。此种状态为"共病"(comorbidity)。

(4)NCD 带来的影响:患者生活质量下降,就诊次数增多,医疗费用增加,社会医疗资源需求增加,家庭和社会照护需求激增。

三、慢性病的影响

慢性病是国民健康的"头号杀手",在总疾病负担中比重接近 70%,给人们带来的危害被形容为"四面埋伏、悄无声息、潜移默化、积重难返"。

(一)慢性病是人群死亡率的首要原因

《中国居民营养与慢性病状况报告(2020 年)》指出,2019 年全国居民慢性病导致的死亡人数占总死亡人数的88.5%,其中,心脑血管病、癌症和慢性呼吸系统疾病为主要死亡原因,占总死亡的80.7%。我国首部《健康管理蓝皮书:中国健康管理与健康产业发展报告(2018)》指出,我国慢性病发病总人数达3亿左右。我国城市和农村因慢性病而死亡的人数占总死亡人数的比例分别为85.3%和79.5%。根据2019年国家统计局的数据,2018年全国死亡人口约890万,其中86.6%死于慢性病,即平均每月有超过64万人因慢性病而失去生命。然而,当前这些数据却鲜为人知,公众对于慢性病的危害仍缺乏足够的重视。

(二)慢性病严重影响健康与生活质量

慢性病可影响人们的健康和生活质量。如糖尿病患者长期处于高血糖状态,可导致血管病变;视网膜血管病变可致患者视力下降甚至失明;末梢循环障碍可导致患者糖尿病足、末端肢体溃烂、坏疽等。类风湿关节炎可导致患者关节变形、失去功能,最终出现残疾,生活不能自理。此外,慢性病还可导致患者便秘、腹泻、失眠、听力下降、肢体活动受限等。慢性病的长期存在不仅折磨着患者的躯体,还易使患者产生悲观、绝望,甚至厌世等不良情绪。

近年来,老年人口数量不断增加,老年慢性病患者亦日益增多。根据国家卫生健康委员会2019年最新统计数据显示,我国超过1.8亿的老年人患有慢性病,患有一种及以上慢性病的老年人比例高达75%。由慢性病导致的失能、失智严重威胁着老年人的健康。慢性病是当前造成我国居民死亡的首要原因,其伴随的精神冲击、躯体症状、生活质量下降等问题也给家庭和社会带来了沉重的负担。

(三)慢性病带来了极大的经济负担

疾病的经济负担包括直接经济负担、间接经济负担、无形经济负担。直接经济负担是指患者为接受医疗保健服务所支付的医药费、患者及陪伴者的差旅费、伙食费。间接经济负担是指社会损失,即患者由于患病或早亡不能为社会和家庭创造财富所引起的损失,只有进行该费用的研究时,才可按一定的经济标准折算为货币。无形经济负担是患者及其亲属因疾病所遭受的痛苦、忧虑、悲伤、社会隔离等生活质量问题,用货币的形式衡量的一种损失。2015年北京市基层医疗卫生机构经常性卫生费用为138.11亿元,慢性非传染性疾病治疗性费用消耗85.15亿元,占比治疗服务费用61.65%;慢性病防治费用为2.40亿元,占比1.74%。2015年北京市全市卫生费用(含医院、基层医疗卫生机构、药品及其他医用品零售机构、公共卫生机构、卫生行政和医疗保险机构及其他卫生机构费用)筹资总额为1834.75亿元,其中慢性非传染性疾病治疗费用总额为833.22亿元,占比45.41%。可见,慢性病的防治占用了大量卫生资源,给国家和社会带来了极大的经济负担。

四、应对策略与保障

(一)慢性病防控的政策保障

2013 年 WHO《2013—2020 年全球慢性病预防与控制行动计划》提出了包括死亡率、患病率、危险因素和国家系统应对等 25 项监控框架指标和 9 个自愿指标。指标举例如下:到 2025 年,30～70 岁人群心血管病、糖尿病、慢性阻塞性肺疾病(COPD)和癌症的过早死亡风险相对降低 25%,国家范围内有害使用酒精的情况相对减少至少 10%,身体活动不足的发生率相对降低 10%,人群平均食盐/钠摄入量相对减少 30%,15 岁以上人群当前烟草使用流行率相对降低 30%,根据国家情况高血压患病率相对降低 25% 或控制高血压患病率,肥胖和糖尿病零上升,至少 50% 的符合条件的人接受了药物治疗和咨询(包括血糖控制)以预防心脏病发作和中风,公立和私营医疗机构治疗重大非传染性疾病所需要的疾病技术和基本药物所需要的经费支持可得到性达到 80%。

《中国慢性病防治工作规划(2012—2015 年)》是我国第一个由多部委共同颁布的慢性病综合防治规划,该规划明确提出了 9 个目标:①慢性病防控核心信息人群知晓率达 50% 以上,35 岁以上成人血压和血糖知晓率分别达到 70% 和 50%。②全民健康生活方式行动覆盖全国 50% 的县(市、区),国家级慢性病综合防控示范区覆盖全国 10% 以上县(市、区)。③全国人均每日食盐摄入量下降到 9g 以下;成年人吸烟率降低到 25% 以下;经常参加体育锻炼的人数比例达到 32% 以上;成人肥胖率控制在 12% 以内,儿童、青少年肥胖率不超过 8%。④高血压和糖尿病患者规范管理率达到 40%,管理人群血压、血糖控制率达到 60%;脑卒中发病率上升幅度控制在 5% 以内,死亡率下降 5%。⑤ 30% 的癌症高发地区开展重点癌症早诊早治工作。⑥ 40 岁以上 COPD 患病率控制在 8% 以内。⑦适龄儿童窝沟封闭覆盖率达到 20% 以上,12 岁儿童患龋率控制在 25% 以内。⑧全人群死因监测覆盖全国 90% 的县(市、区),慢性病及危险因素监测覆盖全国 50% 的县(市、区),营养状况监测覆盖全国 15% 的县(市、区)。⑨慢性病防控专业人员占各级疾控机构专业人员的比例达 5% 以上。

2017 年国务院办公厅发布《中国防治慢性病中长期规划(2017—2025 年)》。该规划明确提出,到 2020 年慢性病防控环境显著改善,降低因慢性病导致的过早死亡率,力争 30～70 岁人群因心脑血管疾病、癌症、慢性呼吸系统疾病和糖尿病导致的过早死亡率较 2015 年降低 10%。到 2025 年,慢性病危险因素得到有效控制,实现全人群、全生命周期健康管理,力争 30～70 岁人群因心脑血管疾病、癌症、慢性呼吸系统疾病和糖尿病导致的过早死亡率较 2015 年降低 20% ,逐步提高居民健康期望寿命,有效控制慢性病负担。

《"健康中国 2030"规划纲要》中提出,实施慢性病综合防控战略,加强国家慢性病综合防控示范区建设。强化慢性病筛查和早期发现,针对高发地区重点癌症开展早诊早治工作,推动癌症、脑卒中、冠心病等慢性病的机会性筛查。基本实现高血压、糖尿病患者管理干预全覆盖,逐步将符合条件的癌症、脑卒中等重大慢性病早诊早治适宜技术纳入诊疗常规。加强学生近视、肥胖等常见病防治。到 2030 年,实现全人群、全生命周期的慢性病健康管理,总体癌症 5 年生存率提高 15% 。加强口腔卫生,12 岁儿童患龋率控制在 25% 以内。

这些关于慢性病防控的政策性文件为我国的慢性病防控工作提供了有力的依据和方向,为各项工作的开展提供了保障。

(二)慢性病防控的资源分配保障

医疗资源是指提供医疗服务的生产要素的总称,通常包括人员、医疗费用、医疗机构、医疗床位、医疗设施和装备、知识技能和信息等。医疗资源的配置是医疗卫生资源在医疗卫生行业(或部门)内的分配和流动。关于医疗资源分配的代表性的理论和研究有很多,如极端平等主义分配原则、最大最小式平等主义分配原则、运气平等主义的个人责任原则。然而关于慢性病在总体医疗资源分配的应用研究少之又少。现在大部分研究集中于慢性病患者所使用的医疗经费占整个医疗经费的比例,以及如何降低该比例,而关于慢性病的医疗资源内部分配和应用没有定论,还处于研究阶段。

(三)慢性病防控中社会资源的合理分配

慢性病的防控是一个综合的工程。美国、德国、英国等国家的慢性病防控模式提示,慢性病的有效防控是多部门参与合作的过程。在保证慢性病防控有效性的同时,还要兼顾资金投入与产出的比例。慢性病预防的项目种类繁多,如控烟、肿瘤预防和宣教、肥胖教育、控盐减脂等,每一个项目中又包含若干子项目。因此,在慢性病预防服务的项目选择和确定上需要经过科学遴选,运用卫生评估技术和成本效益评价技术,综合评估投入产出比,以决定开展哪些项目以及如何开展。

在健康中国战略背景下,实现"由以治病为中心向以健康为中心"的转变,本着以人民健康为中心、坚持落实预防为主、将健康融入所有政策的精神,借鉴发达国家的经验,结合我国慢性病防控的实际情况,开展科学研究,逐步推动我国慢性病防控的步伐,从而提升健康中国建设的质量和效率。

第二节 慢性病的防治

一、慢性病的危险因素

(一)个体不可干预因素

1.遗传

慢性病是多基因疾病。美国德克萨斯州大学的 Michael Brown 和 Joseph Goldstein 发现心脏病高发家族成员中存在载脂蛋白 B 基因(APOB)发生突变,即 APOB 基因突变是家族性高脂血症的遗传特性,因此获得 1985 年诺贝尔生理学或医学奖。APOB 基因突变影响低密度脂蛋白受体结合,进而导致低密度脂蛋白清除缓慢,最终使血液中低密度脂蛋白水平异常升高,一段时间后,胆固醇沉积在动脉壁上,形成动脉斑块和动脉狭窄,这就是导致冠心病发生的重要原因。我们还可以从遗传特性中获得更多的信息。例如,遗传因素在高脂血症发病中起到 55% 的作用、在高血压发病中起到 30%~60% 的作用、在阿尔兹海默病的发病中起到 58% 的作用。这个百分比叫作"遗传度"(heritability),也就是遗传因素在疾病产生的过程中所起到的作用。如果某种疾病的遗传度超过 40%,就意味着这种疾病的遗传作用不可忽视,仅仅靠一般性的生活方式管理不能有效预防疾病的发生,必须从遗传层面调控基因的表达,进行生活方式管理和特殊营养调理——这就是基因导向下的疾病预防。

2.医疗资源

慢性病大多是终生性疾病,病程长,耗资大,难以在短时间内见到明显的预防和控制效果。边远地区、农村地区的医疗机构没有建立慢性病的信息库,没有办法进行慢性病的日常监控和日常管理,而城市的医疗机构虽然建立了慢性病患者的信息系统,但是对信息系统的使用和功能挖掘还不够充分,致使慢性病患者的日常管理还不够。医疗资源分布不均可直接或间接导致慢性病诊疗和预防管理效果不理想。

3.社会资源

慢性病的预防、诊治、管理工作涉及公共卫生、医疗、养护以及保险、科研等社会资源,这些资源分散在不同的服务领域。在进行慢性病相关工作的过程中,必须整合社会服务,以提高慢性病服务的效果。

有研究表明,弱势群体往往由于各种原因导致其患病的风险更高,健康指标也相对较差。没有健康就没有高效的生产力,弱势群体处于一个恶性循环中。慢性病的预防管理服务可以促进弱势群体的健康,提高其生产力和经济收入,达到良好的社会经济效果。预防服务可以节省医疗费用,但两者之间并不是简单的线性关系。如疾病筛查可以防止患病,然而如果对人群进行筛查,可能只有极少部分的人因为筛查而及早发现疾病从而防止患病或疾病恶化,而筛查的费用可能会超过因筛查节省下来的治疗费用。因此,还需要精准筛查人群,优化筛查项目,从而实现既能节省费用又能预防疾病的目的。科学遴选慢性病,开展慢性病预防服务干预,可提高预防的有效率和资金使用率。

4.气候条件

人类时时刻刻受到自然界运动变化的影响,其中,气候的影响尤其明显和突出。有科学家认为,全球气候变化会导致人的健康状况恶化。全球气候变化会导致人的居住环境发生变化。气候变化通过各种气象因素作用于人体而产生影响,主要表现为人体接受了来自环境的光、热、水、气等刺激,体内会产生一些反应,当气象条件的急剧变化超过了人体调节功能的限度后,人体就会感觉不适或进而生病,如疤痕疼痛、风湿热、心肌梗死、栓塞、中风等。

全球气候变化(如高温、寒潮、飓风、暴风雪和洪水、干旱等)频发,可影响饮用水安全、食物的产量和安全、居所的卫生和安全及社会环境等,直接或间接影响人类的健康和寿命。暴露于高度污染的空气之下,可导致呼吸系统疾病(如肺炎、COPD、哮喘等)的发病率明显增高,入院率、死亡率也会相应增高。

(二)个体可干预因素

1.烟草

2018 年中国疾病预防控制中心进行的中国成人烟草调查结果显示,中国成人吸烟率为 26.6% ,吸烟人数达 3.06 亿。2017 年中国烟草归因死亡人数达 250 万。2016 年中共中央、国务院共同发布了《“健康中国 2030”规划纲要》,要求运用综合措施提高控烟成效,推进公共场所无烟、禁烟工作,逐步实现室内公共场所全面无烟。然而,我国吸烟者总体戒烟意愿较低,存在戒烟门诊业务量低的现状。

二手烟(secondhand smoke,SHS)又称被动吸烟或环境烟草烟雾,由烟草制品(如香烟、雪茄或烟斗)释放的侧流烟雾和吸烟者呼出的主流烟雾组成。研究表明,二手烟与呼吸系统疾病、心血管疾病和肿瘤等多种慢性疾病的发生密切相关。二手烟的侧流烟雾约占85% ,主流烟雾约占 15% 。侧流烟雾形成于抽吸间隔,是由烟草无火焰燃烧而产生的烟雾。侧流烟雾中许多有毒成分的浓度远远高于主流烟雾,其危害性类似于或者超过直接吸烟。

例如,一氧化碳(CO)、苯并芘和氨在侧流烟雾中的含量分别是主流烟雾的 5 倍、3 倍和 50 倍。造成这种差异的原因可能有两方面:一是主动吸烟时香烟燃烧的温度更高,其中的有害成分能够更彻底地燃烧,二是过滤嘴能够过滤掉主流烟雾中的一些有毒化合物。

2. 酒精

有害使用酒精是对饮酒者、饮酒者身边的人以及整个社会造成有害健康和社会后果的饮酒行为,也包括可能使有害健康后果风险增加的饮酒模式。它危及个人与社会的发展,可能毁掉个人生活,破坏家庭并损害社会结构。

肝脏是乙醇代谢的主要场所。乙醇进入肝细胞后不断氧化,烟酰胺腺嘌呤二核苷酸氧化态向还原态转化增多,进而抑制线粒体三羧酸循环,使得肝内脂肪酸代谢发生障碍;此外,还原态烟酰胺腺嘌呤二核苷酸增多,促进脂肪酸合成,使得脂肪在肝细胞内堆积而发生脂肪变性,最终形成脂肪肝。

3. 膳食

膳食模式是人们实际食用的多种形式的食物的组合。不合理膳食主要表现为摄入过多高脂食物导致肥胖、血脂异常;蔬菜、水果、杂粮摄入减少,导致体内维生素缺乏、纤维素不足;高盐、高糖、高油饮食可引发体重超标和肥胖,增加心脑血管疾病、糖尿病的发病风险;三餐比例不合理,晚餐摄入能量过多、过饱造成多余的热量在体内转化成脂肪,日积月累,容易导致肥胖。

4. 身体活动

随着工业革命、数字革命等的快速发展,人类在日常生活中所需的身体活动(physical activity,PA)大量减少,由于缺乏运动导致的疾病也在逐渐增多。

体力活动不足是世界范围内的重要公共卫生问题,主要表现为工作中体力劳动强度明显下降,以车代步越来越多,运动急剧减少,静坐生活方式越来越多,经常参加体育锻炼的人群比例较少。大量证据表明,定期的 PA 无论是耐力训练(持续的有氧运动)、抗阻训练(力量),抑或是交叉训练,均对健康有很多益处,如改善心血管功能、降低心血管疾病危险因素、增加预期寿命等。

二、慢性病的预防模式

三级预防是慢性病防治工作的主要方式,其内涵是防治疾病的发生、发展和阻止严重后果的发生,降低疾病的致残率,提高患者的生活质量,减轻社会的负担。一级预防(primary prevention)为病因预防,是直接防止致病因素对人的影响,防止疾病的发生,是疾病预防的根本措施。二级预防（secondary prevention）是临床预防，在疾病的临床前期做好早发现、早诊断、早治疗。三级预防（tertiary prevention）是对已经患有疾病的人进行及时治疗，防治疾病的恶化。

对于不同的疾病，三级预防的侧重点各有不同。对于病因明确的疾病，应以一级预防为主；对于病因尚不够明确的疾病，在尽量做好一级预防的同时，重点做好二级预防；对于已经患病的中晚期患者，要做好三级预防。张宗卫在《三级预防概念图解》一文中将三级预防之间的关系进行梳理如表 1-1 所示。

表 1-1 三级预防概念图解

分级	开始时间	对象	措施	目标
Ⅰ级	无病期（疾病前期）	特定的易感人群	健康促进，特别保护（疫苗等）	减少或控制疾病的发生（可降低发病率）
Ⅱ级	先兆期（疾病早期）	无明显临床症状的早期患者	早期发现，早期诊断，早期治疗	降低死亡率
Ⅲ级	临床期或康复期	明确诊断的患者	运用一切治疗和康复手段	尽量减少伤残，提高生活质量

三、慢性病的预防方法

（一）科学饮食，合理摄入营养

人类所需要的营养素包括蛋白质、脂肪、碳水化合物、维生素、矿物质、膳食纤维和水。营养时时刻刻滋养着人体，使得生命得以延续。饮食讲究平衡。《黄帝内经》中记载："五谷为养，五果为助，五畜为益，五菜为充，气味合而服之。"当今社会多数人把"吃好"和"好吃"等同起来，丢掉了传统饮食习惯，吃进了大量高脂肪、高蛋白和高糖的食物。每日膳食应做到食物种类多样性，包括蔬菜类、水果类、畜禽鱼蛋奶类、大豆坚果类等，平均每日摄入 12 种以上食物。餐餐有蔬菜，保证每天摄入 300~500g 蔬菜，其中，深色蔬菜应占 1/2，多吃十字花科的蔬菜。保证每天摄入 200~350g 新鲜水果，吃各种各样的奶制品。每天吃豆制品，适量吃坚果。鱼、禽、蛋、瘦肉富含优质蛋白，是日常饮食中蛋白质的主要来源，但要注意掌握量，不可过量。"百味盐为首"，但盐摄入过多不仅可以影响血压，还会增加胃肠道疾病、肾脏疾病等患病风险。建议每人每天食用 5g 盐。高血压患者可根据病情适当减少盐的摄入。

饮酒对身体健康有一定的影响，有研究表明，适量饮酒具有和血益气、保护心脑血管的作用。流行病学资料反映法国人脂肪摄入量相对较高，而心血管病患病率低于其他国家，该现象称之为"法国反常"。有学者将其归因为法国人饮酒较多，于是少量或中度饮酒有益于心血管系统渐成共识。然而对于少量或中度饮酒的定义,各国各地区存在很大差异。如美国的适量饮酒是指平均每日饮酒量女性不超过 1 单位,男性不超过 2 单位。澳大利亚的适量饮酒是平均每日饮酒量男性不超过 4 单位,单日内不超过 6 单位;女性不超过 2 单位,单日内不超过 4 单位,每周 1 或 2 天不饮酒。对于饮酒单位的定义,两国也各不相同。美国的 1 单位饮酒量相当于 12g 酒精,澳大利亚的 1 单位饮酒量相当于 10g 酒精。因此,不能笼统地向公众宣传饮酒对心血管有益,需具体问题具体分析,研究个体差异性,以及饮酒对身体其他系统组织器官的影响,才能建立科学的方法,个体化评估饮酒的益处和危险。

(二)适量运动

身体活动包括家务、交通、工作和闲暇时间的活动等四个方面,积极的身体活动对健康具有诸多益处,如可减少过早死亡的危险、降低各类慢性病的患病风险等。运动需要持续一定的时间、达到一定的强度,才能够达到促进心、肺、肌肉、骨骼健康,增强身体平衡和协调能力。一般大于等于 6 梅脱为较高强度,3～5.9 梅脱为中等强度,不足 3 梅脱为低强度。身体活动量的调整需要循序渐进,逐渐增加。有特殊需要或者患有不同慢性疾病的人身体活动时应首先征求专业人员的建议。

增强运动的强度可以对心血管、肌肉质量和力量等产生积极的影响,然而过量的运动也可以造成相应的损伤和心血管疾病的风险,如冠心病患者在运动强度超出心脏承受负荷时容易出现心律失常、引发运动猝死。因此,运动不足或过度均存在风险。在进行运动时要根据个体差异确定运动方式、强度、频率、持续时间,方能实现运动强身健体防病的目标。

(三)保持轻松愉悦的心情

大量临床研究表明,小到感冒,大到冠心病、癌症,都和情绪、心理密不可分。情绪状态可通过生物、心理和社会等多种途径或方式与身体健康产生因果性的联系,并且可以通过改变信息到达大脑时的舒适感影响人们对身体症状的认知、对健康行为方式的选择、对所患疾病的适应。实验表明,积极的情绪状态会增强免疫功能,而消极的情绪状态则会抑制免疫系统的功能。压抑一个人的消极情绪状态可能会获得一些即刻的免疫效果,但是会导致比短期爆发更加严重的相反的生理和健康后果,主动压抑消极情绪状态会导致心血管系统的交感神经兴奋,增加心血管系统疾病的患病可能性。

患病之后,患者会出现心理上的异常表现。慢性病患者注意力往往会由外界转向自身,时刻关注身体的每一个变化,稍有异常,就容易产生紧张、焦虑的情绪,还会在一定程度上影响治疗效果。保持轻松愉悦的心情,注重心理调节,在遇到不良情绪的时候要因势利导,不可强行压抑,这样才有利于身体健康。

第三节　慢性病的管理

《关于做好 2020 年基本公共卫生服务项目工作的通知》（国卫基层发【2020】9 号）提出，以高血压、2 型糖尿病等慢性病管理为重点，推进基层机构基本医疗和基本公共卫生融合服务，优化常见多发慢性病的基层和健康管理流程，利用科学的方法，促进慢性病防控落到实处至关重要。

一、国外慢性病管理的主要模式

（一）慢性病管理模型

慢性病管理模型（chronic care model，CCM）是美国最初研究和应用的，它将政府、医务人员、患者都纳入慢性病管理活动中来。该模式覆盖面广，调动了个人、集体、社会的积极性，增强了全民健康意识，强调医疗资源的优化分配，满足了慢性病患者的健康需求，从根本上延缓了并发症的发生发展，降低了医疗费用。但这个模式还存在一定的缺陷，不能从根本上扭转慢性病"三高三低"的实际状况。三高，即发病率高、患病率高、致残率高；三低是知晓率低、就诊率低、控制率低。在信息技术飞速发展的今天，利用网络构建慢性病患者信息系统，并通过家庭无线电设备，构建远程管理系统。建立慢性病患者转型档案，实时监测慢性病患者的相关用药，记录患者的用药、治疗和病情控制情况。这些数据不仅仅慢性病管理的医生能够获取，一旦患者病情变化，慢性病管理医生立即联系临床专科医生，并将相关数据及时提供，临床医生可立即介入到慢性病管理过程中来，极大地提高了医疗资源的利用率。同时，远程网络的系统管理使得慢性病患者的生活方式及行为方式得到了极大的改善，慢性病的发病率、病死率、致残率明显下降。

（二）慢性病自我管理计划

慢性病自我管理计划（chronic disease self-management program，CDSMP）是 20 世纪 90 年代美国学者研发提出，随后在世界范围内广泛应用的。该计划的主要内容是在政府支持的基础上，重点干预和管理慢性病患者的饮食、行为习惯、服药习惯、锻炼强度、疲劳程度、心理变化、疾病病程等因素，并整理、分析、评估相关资料，通过健康宣教和健康促进，使患者获得健康知识，制订慢性病管理的行为规范，建立健康的生活方式，逐步实现自我管理的目标，控制慢性病的发生、发展，延缓慢性病并发症的发生，提高慢性病患者的生活质量。该计划强调慢性病管理的管理者和被管理者之间的沟通，患者主动参与到管理中，提高患者的主观能动性，自愿按照健康管理的要求约束自己，改变不健康的生活方式,从源头上降低慢性病的发生率,按医嘱执行治疗、护理方案,延缓慢性病的发展进程,降低并发症的发生率,从而建立系统化、同步化的慢性病管理模式。

(三)慢性病创新照护框架

慢性病创新照护框架(innovative care for chronic conditions framework,ICCC)是 WHO 于 2002 年结合发展中国家及地区的卫生服务体系发展和人群健康状况,对 CCM 某些要素进行调整提出的框架(图 1-1)。

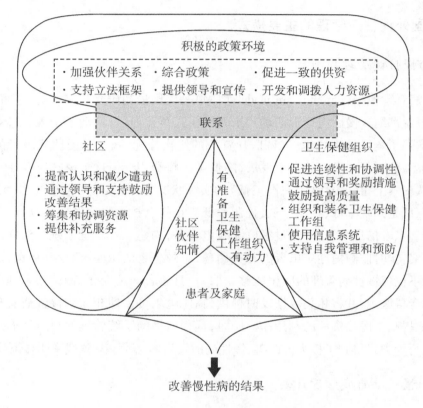

图 1-1 慢性病创新照护框架

ICCC 框架的建立基于"决策以依据为基础、以人群为重点、以预防为重点、以质量为重点、强调慢性病管理的一体化或综合化以及灵活性和适用性"原则进行。从宏观、中观、微观三个层次进行结构创建,构建 ICCC 框架。

ICCC 的宏观层面主要指创建积极的政策环境,主要措施包括支持立法框架、强调领导作用、提倡政策一体化、加强伙伴关系、促进一致的供资、卫生人力资源发展和配置。中观层面主要指社会资源和卫生保健组织,其中,社区强调筹集和协调资源、提高公众对慢性病的认识、通过领导和支持鼓励改善结果、提供补充服务等;卫生保健组织强调促进服务的协调性和持续性,通过业务指导、资金帮助和绩效奖励等方式鼓励高质量服务,组织和装备卫生保健工作团队,支持患者自我管理以及信息系统的使用。微观层面指患者及其家庭、社区伙伴以及卫生保健工作组织,强调患者及家庭参与、社区伙伴知情及卫生保健组织积极主动有准备。

二、我国慢性病管理的发展历程与主要模式

(一)发展历程

李臻等人通过对国内外慢性病管理模式进行系统回顾之后,提出我国慢性病发展历程的时间轴,将我国慢性病管理的发展历程分为三期。

1.萌芽期(20世纪50年代至20世纪70年代)

萌芽期是以监测为主的早期慢性病管理。此阶段,我国开始出现慢性病管理的概念,并开展了相关的慢性病干预项目,如开展肿瘤发病率的监测以及生命统计、心脑血管疾病的流行病学调查和病因分析。这一时期慢性病管理工作是以对个别慢性病的监测和预防为主,还没有开始真正意义上地对慢性病的主动预防和管理。

2.初步成长期(20世纪80年代至21世纪初)

初步成长期开始借鉴国外经验构建慢性病管理模式,建立以社区为核心的慢性病管理模式。此时的慢性病管理模式以社区为单一主体,因为社区服务能力相对不足,慢性病管理的作用效果十分有限。

3.加速发展期(2010年以后)

该阶段慢性病管理模式主要是以患者为中心的慢性病自我管理模式。我国先后出台了"医联体""分级诊疗制度"等政策,使得"医院""社区""家庭""患者"相互联动,共同参与到慢性病管理的过程中来。从"建立国家级慢性病综合防控示范区"开始,打造上下联动的慢性病综合防控体系,推进信息化条件下的区域分级诊疗制度,促进各级医疗机构的资源共享,使得医疗资源能够最大限度地合理分配。然而要实现慢性病的全面有效管理还是任重而道远的。

(二)主要模式

当前我国慢性病管理的主要模式有三种。

(1)以监测为主的慢性病信息监测系统:该模式主要是检测健康相关数据,获取慢性

病的发病、患病、死亡等数据,不涉及慢性病的防治。如全国范围内的死因监测;对县级及以上医疗结构死亡网络报告的覆盖率、漏报率、审核率调查;居民粗死亡率、不明原因的死亡率、ICD－10编码错误率等相关数据的收集。

(2)以社区为中心的慢性病管理模式:在慢性病管理的萌芽后期即开始逐步发展以社区卫生服务为基础的慢性病管理。从疾病早期的健康宣教到疾病发展及后期的治疗干预,社区卫生服务可以为患者提供长期、连续、可靠、专业的预防、保健、健康宣讲、康复等一系列社区服务。这是一种有效的慢性病管理模式,但目前我国社区卫生服务中的服务能力还存在着不足,在实践过程中不能完全实现既定目标。

(3)以患者为中心的慢性病自我管理模式:慢性病管理是全社会的任务,慢性病病程长,病理变化多样,病情变化反复,需要专业性、持续性的管理;既需要预防医学工作者对普通人群进行管理、对高危人群进行干预、对患者进行持续跟踪,又需要临床医学医生对慢性病的急性发作期进行临床诊疗,缓解病情,还需要营养学专业人士、康复医学医生、临床药师、临床护士等多学科的人员参加。这些人群是围绕患者本人开展服务工作的,因此,慢性病管理的关键是动员患者本人和家庭积极参与到慢性病的管理团队中来,调动患者的积极性,积极开展自我管理。团队中所有人各司其职,才能使慢性病管理卓有成效。

三、分级诊疗制度

(一)分级诊疗的概念和内涵

分级诊疗是按照患者疾病的轻重缓急进行分级,由区域内不同级别的医疗机构分别承担,逐步实现各级医疗机构从全科到专业的过程,做到"小病进社区,大病进医院,康复回社区"的目标。合理的医疗分级诊疗模式是由医生和群众形成的服务关系,建立基层首诊、双向转诊和上下联动的分级诊疗模式。分级诊疗可以优化医疗资源配置,促进医疗机构的分工协作。分级诊疗制度是慢性病管理的重要保障。

(1)基层首诊是指坚持群众自愿的原则,通过政策引导,鼓励常见病、慢性病、多发病患者首先到基层医疗卫生机构就诊,对于超出基层医疗卫生机构功能定位和服务能力的疾病,由基层医疗机构为患者提供转诊服务,以分流患者,减轻大医院的压力。因此,基层医疗单位在慢性病管理工作中承担着主要的任务。

(2)双向转诊是指坚持科学就医、方便群众、提高效率的原则,确保危重病、急性病患者及时向上转诊,畅通慢性期、恢复期患者合理向下转诊,实现不同级别和类别医疗机构之间的有序转诊。急危重症患者可以直接到二级以上医院就诊,慢性病和康复期患者由基层医疗机构治疗和指导,为患者提供科学、适宜、连续的诊疗服务。

（3）上下联动是指引导不同级别、不同类别医疗机构建立目标明确、权责清晰的分工协作机制,以促进优质医疗资源下沉为重点,推动医疗资源合理配置和纵向流动。

（二）分级诊疗的内容

分级诊疗政策是新医改的核心内容。基本原则为"坚持居民自愿、基层首诊、政策引导、创新机制、以家庭医生签约服务为重要手段,鼓励各地结合实际推行多种形式的分级诊疗模式,推动形成基层首诊、双向转诊、急慢分治、上下联动的就医新秩序"。在这一宏观原则的推动和引导下,逐步健全了分级诊疗保障机制、推进家庭医生签约服务、健全临床科室设置和设备配备等。

2018 年发布的《关于进一步做好分级诊疗制度建设有关重点工作的通知》详细地阐述了分级诊疗的要求:第一,以区域医疗中心建设为重点推进分级诊疗区域分开,要求国家加大财政投入,保证各区域医疗技术、配套设施和医护人员的完善与充足,尽量避免跨省就医的情况。第二,以县医院能力建设为重点推进分级诊疗城乡分开,要求县医院提高规范化、精细化和信息化管理水平,使县域居民在县内就能解决大部分疾病。第三,以重大疾病单病种管理为重点推进分级诊疗上下分开,要求细化慢性疾病单病种分级管理,明确各级医疗机构对应的疾病级别。各级医疗机构分工协作,根据转诊及标准进行双向转诊。第四,以三级医院日间服务为重点推进分级诊疗急慢分开,要求三级医院逐步扩大日间手术病种范围、缩短患者等待时间。

（三）分级诊疗模式的演进

分级诊疗概念在我国虽然出现较晚,但姜洁、李幼平等通过对我国医疗体制的梳理提出我国分级诊疗制度演进历史渊源较长的观点,认为其发展历程主要分为四个阶段。

1. 定点医院,逐级转诊(1949—1979 年)

此阶段我国医疗体系在城市形成了市、区两级医院和街道门诊部(所)组成的三级医疗卫生服务及卫生防疫体系;农村形成了县医院、乡(镇)卫生院、村卫生室(站)三级医疗预防保健网络。在严格的城乡二元体制下,城镇的劳保医疗和公共卫生医疗、农村合作医疗和"赤脚医生制度"对保障国民身体健康、维护社会稳定和恢复、促进经济建设等起到了积极的作用。"赤脚医生制度"被 WHO 和世界银行誉为"以最少的投入获得了最大健康收益"的"中国模式"。

2.越级诊疗,"倒三角"渐成(1979—1998 年)

随着改革开放的推进和深入,市场机制介入医疗卫生行业,政府调控力度下降,医疗资源配置不合理现象日趋明显。大医院的规模效应优势对基层医疗机构产生强烈的挤出效应,计划经济时期已经建立的分级诊疗格局被打破。居民大量涌入城市大医院看病,就诊人群"倒三角"分布形成。政府逐渐关注到这一问题,开始重视基层医疗建设,提出基层首诊,但是收效甚微。

3.问题倒逼,改革启动(1998—2008 年)

为实现基本建立覆盖城乡全体居民的医疗保障体系目标,城镇职工基本医疗保险制度、新型农村合作医疗和城镇居民医疗保险制度相继建立,但是没有严格执行"守门人"制度,允许参保人自由选择定点医疗机构就医。有学者认为,这是导致分级诊疗制度被彻底打破的原因。2006 年发布的《关于发展城市社区卫生服务的指导意见》提出"双向转诊制度",鼓励社区医院实现"首诊制",实现"小病不出社区,大病及时转诊",至此分级诊疗的思路逐渐清晰。

4.顶层设计与基层探索并进,改革加快推进(2009 年至今)

随着新医改的推进,分级诊疗是核心内容被谋划和推进,相继出台《中共中央国务院关于深化医药卫生体制改革的意见》《中共中央关于全面深化改革若干重大问题的决定》《全国医疗卫生服务体系规划纲要(2015—2020)》《关于推进分级诊疗制度建设的指导意见》《"健康中国 2030"规划纲要》《"十三五"深化医药卫生体制改革规划》《中国防治慢性病中长期规划(2017—2025)》强调分级诊疗模式,并在全国广泛开展试点,取得了不菲的成绩。

(四)分级诊疗的发展方向

1.做强基层

应加强对基层医疗卫生机构的建设力度,从人、财、物等多方面开展建设。加强医联体建设,逐渐引导大医院与基层医疗机构形成全覆盖的利益共享、责任风险共担的责任体。通过远程医疗下沉优质医疗资源,开展适宜的临床专科建设、常见病及多发病诊治培训等。通过人才培养、提高薪酬待遇、促进职业发展等多方面吸引全科医生愿意扎根基层。

2.信息保障

信息系统是实行分级诊疗的重要支撑,有助于医疗服务的供方和需方开展高效的疾病诊治,帮助不同级别、不用类别医疗机构实现纵横交错的信息传递与共享。

3. 制度创新

从宏观层面上建立大医院与基层医疗机构的分工协作机制、基层管理及运行机制、卫生资源配置机制、医疗报销及药品等制度的对接融合。厘清政府部门在推行分级诊疗中的权责,集中改革,突破利益藩篱和路径依赖。在纯公共领域必须重拾政府计划管理手段,在准公共领域可通过政府购买引入市场机制,同时做好科学考核评价。

四、展望

当前慢性病管理主要是以"疾病管理""疾病风险评估""危险因素干预"等内容和项目为主,即以"疾病"为中心展开工作。这和以"健康"为中心的健康管理理念存在较大差别。随着人民生活水平的提高,追求健康的生活质量和生理状态必将成为人们关注和追求的新热点,如何以健康医学理论为指导,以健康问题为中心,通过动态的健康评估与针对性的干预,实现发现健康问题、解决健康问题、提高生命质量、再发现、再解决螺旋式上升,使得生命保持一个良好的状态。随着精准医学概念的提出,在此基础上,精准健康管理的概念也华丽展现。慢性病精准健康管理是在分子流行病学和互联网信息技术蓬勃发展的基础上,利用对海量数据的分析和挖掘,全面解析疾病发生发展过程,最终可实现疾病的精准评估、精准预测和精准干预。

第二章 慢性病管理的技术

第一节 慢性病管理的信息技术

一、信息技术的概念与内涵

（一）医学信息与智慧医疗

信息,指音讯、消息、通信系统传输和处理的对象,泛指人类社会传播的一切内容。人通过获得、识别自然界和社会的不同信息来区别不同事物,得以认识和改造世界。在一切通讯和控制系统中,信息是一种普遍联系的形式。医学信息学是集医学、信息科学、管理学于一身的交叉学科,以系统论、计算机科学技术为理论基础,以医学数字化管理为目标,涵盖了医学信息采集、数据编码、数据存储与传输、生物医学信号处理、医学图形和图像、医学信息获取、医学知识库、智能专家系统、人体生理统计系统、计算机仿真和医药信息工程等众多概念范畴。医学信息学在我国起步较晚,随着全国各行各业信息化进程的推进,医院信息系统、远程医疗、远程医学教育、医疗保险系统、社区医疗保健系统等数字医学系统广泛深入到医疗与保健的所有业务工作和部门中。

智慧医疗是通过打造健康档案区域医疗信息平台,利用最先进的物联网技术,实现患者与医务人员、医疗机构、医疗设备之间的互动,逐步达到信息化。智慧医疗由三部分组成,分别为智慧医院系统、区域卫生系统以及家庭健康系统。区域卫生系统是涵盖收集、处理、传输社区、医院、医疗科研机构、卫生监管部门记录的所有信息的区域卫生信息平台,旨在运用尖端的科学和计算机技术,帮助医疗单位以及其他有关组织开展疾病危险度的评价,制订以个人为基础的危险因素干预计划,减少医疗费用支出,以及制订预防与控制疾病的发生和发展的电子健康档案。家庭健康系统是最贴近市民的健康保障系统,包括针对行动不便无法送往医院进行救治病患的视讯医疗,对慢性病以及老幼病患远程的照护,对智障、残疾、传染病等特殊人群的健康监测,还包括自动提示用药时间、服用禁忌、剩余药量等的智能服药系统。

（二）医学信息技术

信息技术（information technology，IT）是主要用于管理和处理信息所采用的各种技术的总称。它主要是应用计算机科学和通信技术来设计、开发、安装和实施信息系统及应用软件，也常被称为信息和通信技术（information and communication technology，ICT），主要包括传感技术、计算机与智能技术、通信技术和控制技术。

（1）传感网（sensor network）：是大规模随机分布的传感器节点（端机）、基站以及信息监测中心构成的信息系统，根据需求和传感对象的变化，可以通过动态自组的方式协同感知和采集网络分布区域的各种对象的信息，用于支持决策和监控。

（2）物联网：是通过装置在各类物体上的射频识别、二维码、红外感应器、全球定位系统、激光扫描器等仪器组成的智能传感器类信息传感设备，经过接口与无线通信网络、因特网互联，按约定的协议，实现人与物、物与物相互间智能化地获取、传输与处理信息的网络。物联网是传感网、因特网、移动通信网"三网"高效融合的产物，是信息系统与物理系统高效融合的产物。将传感网和物联网技术应用到健康管理领域，可以收集相关即时数据，进行统计分析。

（3）"互联网＋"技术：是指在信息时代、知识社会创新形态推动下，由互联网发展的新业态，即"互联网＋传统行业"。随着科学技术的发展，利用信息和互联网平台，使得互联网与传统行业进行融合，利用互联网具备的优势特点，创造新的发展机会。"互联网＋"通过其自身的优势，对传统行业进行优化升级转型，使得传统行业能够适应当下的新发展，从而最终推动社会不断向前发展。"互联网＋"与传统慢性病管理相结合，为慢性病管理提供了新的机遇，使医患双方在医院之外进行长期、紧密、实时的沟通成为可能，但当下患者对互联网和信息技术的利用能力限制了基于"互联网＋"的慢性病管理效果，成为阻碍"互联网＋"的慢性病管理的障碍。

（4）大数据技术：是指无法在一定时间范围内用常规软件工具进行捕捉、管理和处理的数据集合，需要新处理模式才能具有更强的决策力、洞察力、流程更优化能力、高增长率和多样化的信息资产。随着生命科学及医疗信息化的飞速发展，生物医学领域的数据也呈现出爆炸性的增长，各种仪器平台的数字化、大量的数码传感器时时刻刻都在产生着大量的数据。这些数据来自高通量测序产生的序列数据、药物研究实验产生的过程数据、临床医疗产生的电子病历医学影像数据、个人移动健康应用汇聚形成的健康数据等方面，数据级别日益增加，大规模生物医学数据的挖掘、分析、利用、管理正成为推动生物医学不断创新的源泉。生物医学也正逐渐从实验科学向数据驱动与实验研究相结合的综合学科转变。

二、信息技术在慢性病管理中的应用

在慢性病管理中,信息技术的广泛使用既服务于医疗团队、管理部门,也服务于患者和被管理的人群。如医疗团队、管理部门可通过居民电子健康档案获取人群健康资料,患者可通过移动终端设备获取自己的健康信息。

1. 健康信息收集

2003 年原卫生部颁布的《全国卫生信息化发展规划纲要 2003—2010 年》指出,要以居民健康档案为重点,促进健康档案与临床信息一体化,最终对居民健康实现全程管理。2006 年国家对我国居民健康档案信息逻辑构架进一步做出规范,开发了"卫生服务信息系统基本数据集标准""标准化个人、家庭和社区健康档案"等相关信息标准,这些标准的出台对社区卫生信息标准化至关重要。2009 年的《中共中央国务院关于深化医药卫生体制改革的意见》也提出,推进医药卫生信息化建设需要建立实用共享的医药卫生信息系统。至此,实现社区居民健康档案的电子化与信息化,可加强社区卫生服务管理。

慢性病管理需要规范、长期、有序的跟踪管理,管理过程需要贯穿社区居民生命周期的各个阶段。在社区居民生活的不同阶段,慢性病管理和干预的重点都不尽相同。因此在慢性病管理的过程中,需要对管理效果进行动态评价,对偏离目标的问题及时进行干预,然后再评价、再干预。

纸质的居民健康档案在社区卫生服务中利用率低,在人力资源利用上也造成了很大的浪费。建立电子健康档案对居民健康信息进行计算机化与网络化管理,能充分发挥健康档案的作用,使社区卫生服务质量得到进一步提高。

当前电子健康档案的构建和管理也存在困难和缺陷,如电子健康档案完整记录率不高、社区居民慢性病信息不全面。此外,在所收集的大量结构性和非结构性健康数据杂糅交错的背景下,居民电子健康档案在实际工作中的应用有限,难以挖掘数据所蕴含的信息以制订针对性的措施。

智能穿戴设备包括智能手环、智能运动鞋等,具有步数测量、心率监控、GPS 定位、数据储存甚至数据分析等的功能。这些设备通过蓝牙将数据传输至绑定的智能终端上,配套相应的 APP,对数据进行简单的统计分析,最终在 APP 上呈现统计结果。部分智能产品能够加载智能系统,独立分析数据。智能穿戴产品以及智能终端可收集个人随时间轴走向的健康数据,呈现个人健康数据的纵向性,多个职能终端同时收集多个个体的健康数据,呈现群体横向健康信息数据库,纵横交织,可形成群体立体大数据。

智能穿戴设备在健康管理领域的应用前景值得期待,但是目前大多数智能穿戴产品采集数据无标准或标准不规范,数量众多但质量不高,所收集数据的准确性也无法得到保障,不能确定其是否真正具有价值,也就不能为临床诊断、健康评估、健康管理提供有效支持。

2. 健康教育

网络健康信息对个人的健康或者照护者都会产生影响,与非慢性病患者相比,慢性病患者更容易受到网络信息的影响。它包括帮助他们决定如何治疗疾病或消除症状,引导他们提出新的医疗问题或从不同的医生那里获取不同的意见,改变他们应对慢性症状或管理疼痛,改变他们的饮食、运动或压力管理方式。信息技术为医疗团队工作开辟了新的模式和路径,拓展了慢性病管理的边界和内涵。医务人员应该改变现有的慢性病管理流程和模式,将网络作为良好场所,使更多的网民能够通过网络即时获得个性化、专业化的卫生保健服务。国内许多学者利用 APP、微信群、QQ 群等网络社交平台开展了基于互联网的慢性病管理。

电子健康素养(e-health literacy)概念于 2006 年被提出,定义为个人从网络媒体上搜取、获取、理解和评价卫生保健信息,并利用获得的知识解决健康相关问题的多维度综合能力。电子健康素养包括 6 个核心素养。一般素养包括阅读、写作、计算等能力;医学素养包括尝试理解能力、依从性等;信息素养包括信息搜索、理解、整合能力;科学素养包括科研思维、科学术语掌握等;媒体素养包括媒体信息分析、评判、辨伪能力等;计算机素养包括电子邮件、语言识别、虚拟社区的适应和应用能力及 IT 技能等(图 2 - 1)。

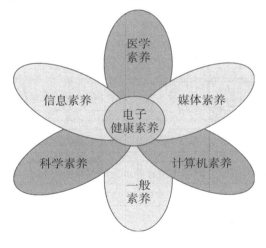

图 2 - 1 电子健康素养

3. 分级诊疗

合理的分级诊疗体系是深化医疗卫生体制改革,合理配置医疗资源,缓解"看病难、看病贵"的重要性举措。信息化是实现分级诊疗服务的重要技术手段,随着大数据、云计算、物联网、移动互联网等信息化技术的发展,互联网医疗在医疗资源重塑方面具备了条件和能力。借助互联网超越物理时空的特性,互联网医疗必将推动医疗卫生服务模式和管理模式的深刻转变。"互联网+"分级诊疗对于解决医疗卫生资源纵向流动,实现优质便民医疗服务和居民自我健康管理,缓解和降低卫生支出都将发挥巨大的作用。

分级诊疗涉及的主要责任主体包括居民/患者、基层医疗卫生机构、县级医院、二级医院、三级医院等。基于"互联网+"的分级诊疗体系主要是利用大数据、云计算、移动互联网、物联网等技术手段,加强互联网技术与分级诊疗全过程的深度融合,主要包括数据中心、分级诊疗信息平台、远程医疗、临床业务协同、公众健康服务等内容。分级诊疗产生大量的数据,基于云计算技术构建大数据云平台,搭建高性能服务集群,开展大数据集中存储和集中运算,构建电子病历、电子健康档案、患者主索引,以电子健康卡作为患者分级诊疗间身份识别,建设大数据分析模式库和疾病诊疗、药物循证、健康趋势、慢性病管理、就医行为等知识库搭建云计算平台和立体防护的安全防护体系,以云的方式向各医疗单位提供服务。实现各级医疗卫生机构信息系统互联互通,提供统一转诊信息服务,优化医疗机构就诊流程,逐步引导居民养成良好的就医习惯,提升医疗服务的有序性、可及性、公平性、经济性,优化区域卫生资源配置。秦盼盼等人构建了基于"互联网+"的分级诊疗体系框架图以及功能描述图(图2-2、图2-3)。

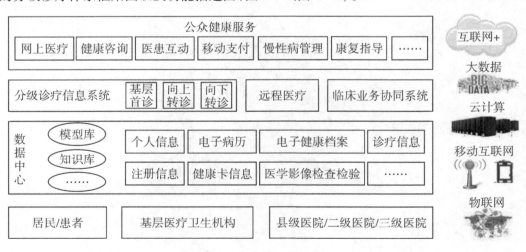

图2-2 基于"互联网+"的分级诊疗体系总体框架

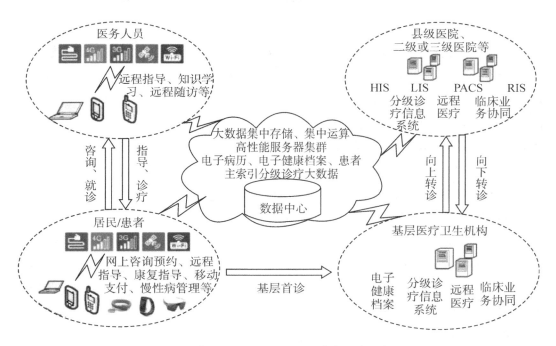

图 2-3 基于"互联网+"的分级诊疗体系功能描述

第二节 慢性病的健康教育

健康教育是通过有计划、有组织、有系统的社会教育活动,使人们自觉地采纳有益于健康的行为和生活方式,消除或减轻影响健康的危险因素,预防疾病,促进健康,提高生活质量,并对教育效果做出评价。

由于现代医学的不断发展,疾病谱和死亡谱已发生明显的变化,慢性病患病率明显上升,据报道,慢性病导致的死亡人数已占到全国总死亡人数的86.6%,慢性病导致的疾病负担占总疾病负担的70%左右。目前慢性病的防治依然是全球性的难题,其知晓率、治疗率、控制率较低,已成为影响大众健康最主要的疾病,给社会、家庭和个人造成了巨大负担,因此,重视慢性病的健康教育已刻不容缓。

一、慢性病健康教育的内容

(一)合理膳食

膳食又称"饮食",是指我们通常所吃的食物和饮用的饮品。合理膳食是指一日三餐所提供的营养必须满足人体的生长、发育和各种生理、体力活动的需要,同时要控制好摄入量,注意饮食卫生。

成年人每日食谱应包括奶类、肉类、蔬菜、水果和五谷类等。奶类含钙、蛋白质等,可强健骨骼和牙齿,每日以饮奶200mL为宜。肉类包括家禽、水产及蛋,含有蛋白质、脂肪,可促进人体新陈代谢,增强抵抗力,每日食用以120~200g为宜。蔬菜、水果中含有丰富的维生素、矿物质、糖类和纤维素,可增强人体抵抗力,畅通肠道,每日应食用蔬菜400~500g、水果100~200g。五谷类如米、面等含有淀粉物质,主要供应人体的能量,满足日常活动所需,每日应300~500g。每人每天食盐不超过6g,菜肴以清淡为宜。

不合理或不科学的饮食会给健康带来不同程度的危害。①摄入量超标:易引起肥胖症、糖尿病、胆石症、高脂血症、高血压、冠心病、脑卒中等,甚至诱发肿瘤。②摄入量不足:可导致营养不良、贫血,影响生长发育,使人体抗病能力和劳动、工作、学习能力下降,也可成为某些慢性病的诱发因素等。③摄入不卫生饮食:可引起急、慢性中毒,甚至引起恶性肿瘤。④暴饮暴食:易发生急性胃扩张、消化不良,诱发急性胰腺炎、胆囊炎或胆结石、胆绞痛、心肌梗死、糖尿病、高脂血症。一般主张在总量控制下,进餐七八分饱,尤其是老年人应该采取少食多餐、定时定量的进食方式。

(二)适量运动

适量运动是指运动者根据个人的身体状况、气候条件、运动场地和器材,选择适合的运动项目,如步行、慢跑、太极拳、健身操、游泳等。每周运动不少于5次,每次运动不少于半小时,使运动负荷不超过人体的承受能力,在运动后感觉舒服、不造成过度疲劳或者气喘。提倡科学运动,甩开慢性疾病。

运动指标:①以运动时心率作为标准,60岁以下的人运动时心率=180-年龄(±10);60岁以上的人运动时心率=170-年龄(±10)。②通常情况下,体重指数(BMI)维持在18.5~23.9是一个比较理想的范围。BMI=体重(kg)/身高的平方(m^2)。③肌耐力是肌肉力量的持久度,肌力是肌肉可负重的力量,两者达标的要求是能耐受运动,持续一定的时间。柔韧性是指用力做动作时扩大动作幅度的能力,达标要求是能在膝盖伸直时摸到脚尖。

适量运动能保持脑力和体力协调,促进人体新陈代谢,增强心、肺及消化系统和神经系统的功能,维持肌肉、韧带和骨骼的弹性与功能,提高机体抵抗力,消除疲劳,放松情绪,恢复精神,增加生活乐趣,防止早衰,延年益寿。

(三)戒烟戒酒

1992年5月,WHO在《维多利亚宣言》中提出"戒烟限酒"是健康的四大基石之一;

2018 年 12 月，WHO 官网把这个建议从"戒烟限酒"变为了"戒烟戒酒"，进一步强调健康饮食应该减少饮酒，最好滴酒不沾。

吸烟时可产生大量的一氧化碳、尼古丁、焦油等，一氧化碳可以使人体的红细胞失去吸氧功能，尼古丁可以使人产生依赖性而成瘾，焦油可以直接致癌，进而破坏人体的免疫能力。这些危害人体健康的物质可以促使心脏、呼吸、消化、内分泌、生殖、神经和皮肤等器官的功能紊乱和减弱，容易引起一系列慢性疾病。

据 WHO 调查显示，近年来全世界范围内每 8 秒就有 1 人因吸烟致死，每年约有 500 万人因为吸烟而丧命，我国每年有 100 万人死于与吸烟相关的疾病。在我国，位列前四的死亡原因为脑血管病、心血管病、恶性肿瘤和呼吸系统疾病，它们都与吸烟有关。不吸烟者若经常生活或工作在吸烟环境中就成了"被动吸烟者"，他们因此也备受烟雾危害。

酗酒是指无节制地过量饮酒，几乎全部依赖酒精的作用来维持正常的生活，一旦酒瘾发作，只要稍微活动就会出现颤抖、烦躁、幻觉、失态、情绪过激、伤人毁物等表现。酗酒易导致个体精神上的颓废、堕落，也会导致人体功能损耗，记忆力下降，无法坚持学习，进而诱发犯罪和过早死亡。此外，酗酒还会使血中胆固醇及中性脂肪含量增高，从而引起动脉粥样硬化。

《中国居民膳食指南》2022 版指出，成年男性一天饮用酒的酒精量不超过 25g，相当于啤酒 750mL，或葡萄酒 250mL，或 38 度的白酒 75g，或高度白酒 50g；成年女性一天饮用酒的酒精量不超过 15g，相当于啤酒 450mL，或葡萄酒 150mL，或 38 度的白酒 50g。然而 2018 年《柳叶刀》发表了一篇涵盖全球 19 个国家 60 万人群的研究，结果显示酒精摄入会导致中风、冠心病、急性心肌梗死、心衰、高血压等的风险增加，并且这些患者喝酒没有所谓的"安全阈值"，即只要饮酒，疾病风险就会高于不饮酒。同年，WHO 把"戒烟限酒"这个健康建议改为"戒烟戒酒"，认为饮酒不仅无安全阈值可言，而且无论哪种酒，无论是否可以给人带来愉悦感，无论与其所在国家的文化有多么紧密的关联，酒精永远都不是健康饮食的一部分。

（四）心理平衡

约 80% 的疾病因情绪而起，故心里不痛快、不平衡是一切疾病之源。工作与心理压力大影响正常的内分泌、睡眠和食欲，易患高血压、颈椎病、糖尿病、心血管疾病等。心理平衡是指人们用升华、幽默、外化、合理化等手段来调节对某一事物得失的认识。通俗地说，就是为了让自己觉得舒服，而通过找一些可以安慰自己的理由，或者寻求别的一些方式来建立一种认知上的平衡结构。谁能保持心态平衡，就等于掌握了身体健康的金钥匙。人生在世，谁都会遇到困难、压力，如何达到心理平衡呢？

1. 正确对待自己,正确对待他人,正确对待社会

人生的坐标定位要准,把目标定在自己能力范围之内,不能越位和错位,常言道:"知人者智,自知者明",明比智更难。我们不要苛求别人,不要要求别人迎合自己的要求,更不要将自己的标准强加于人,多看别人的长处,多记别人的好处,多想别人的难处,对别人要宽容。一个人事业上要有进取心,生活中要有平常心。人永远要有一颗感激之心,要热爱祖国,热爱集体,感谢社会,正确对待公共传媒信息,提高识别能力,自觉抵制不良信息,独立思考,理性行动,避免盲目追随。

2. 助人为乐,知足常乐,自得其乐

助人为乐为快乐之本,帮助别人,为别人做些事,可使自己忘却烦恼,并且可以确定自己的存在价值。古人云,"祸兮福之所依,福兮祸之所伏""人有悲欢离合,月有阴晴圆缺""天生我材必有用",幸福本无固定的标准,幸福是一种见仁见智的感受。

3. 自我调节,自我解压,自己解放自己

在生活受到挫折时,我们应该暂时将烦恼放下,去做自己喜欢做的事,待到心情平静时,再重新面对自己的难题。在委屈时,及时疏导自己愤怒的情绪,防止做出失态之事。任何时候,处事要有一定的格局,只要大前提不受影响,小事上有时不必过分坚持,以减少自己的烦恼。

(五)定期检查

长期以来,我国居民对高血压等慢性病防范意识不强,在大多数人的观念中,慢性病是老年人的"专利",所以容易产生轻视和麻痹思想;年轻人觉得自己身体好,一点小病不影响生活起居无须就诊,从而忽视疾病的早期发现,延误治疗。加上我国当前慢性病工作开展薄弱,对慢性病的宣传、随访力度不够,全民健康体检无法实现。为提高城乡居民对慢性病的认识,更好地开展慢性病监测工作,在一定范围利用广播、电视、报刊、黑板报、发放宣传单等媒体加大宣传力度,提高民众对慢性病的知晓率,自觉定期进行健康体检,调动人们关心自己、争取健康的积极性,采纳健康的生活方式,做到早发现、早诊断、早治疗,不断提高大众对慢性病的管理能力。

二、发展趋势

建立居民健康档案、开展慢性病防治是社区健康管理的重要内容。进一步完善居民电子健康档案,使社区居民慢性病信息完整、真实、全面并且动态更新,实现有权限的网络共享,提高电子健康档案的利用率。在实际工作中,很多社区医生在慢性病管理中不愿意使用电子健康档案的原因主要是因为档案信息陈旧、片面,没有参考价值。在电子健康档案中除了记录居民慢性病的疾病信息以外,还应该将居民相关健康信息,如到综合医院就诊背景、诊疗记录、处理建议等方面资料加以完善,帮助医生快速全面了解居民的慢性病患病情况,提高电子健康档案的使用价值,提高社区医生使用电子健康档案的积极性,最终实现电子健康档案和电子病历同步,实现慢性病信息自动更新,可有权限地查阅。

慢性病是中老年人群面临的主要健康问题,更是目前中国老龄化社会日趋显现的重要公共卫生问题。信息技术的日新月异,给老年人使用智慧医疗技术带来了困难。以慢性病医疗 APP 的操作程序为例,使用复杂,没有充分考虑老年人的接受程度和文化程度。在未来研发的过程中,如何使得智慧医疗使用更加便捷和简单,让老年人也能够轻松掌握显得尤为重要。

我国慢性病监测信息化发展的滞后与地区间差异,导致信息化建设中数据标准及系统尚不统一,各系统及机构之间数据信息接口不统一,转诊接口不畅通,电子健康档案和电子病历的记录信息未共享。当前的多种医疗信息收集平台之间缺乏多科合作,开发标准不统一,以至于不同平台之间的数据无法通用。因此,创建全国统一的数据采集标准、相互兼容的数据接口是未来的研发方向。

三、慢性病健康教育的方法与技巧

(一)慢性病健康教育的常用方法

慢性病健康教育的常用方法主要有知识传播、行为干预、开展培训和专题讲座。

1.知识传播

(1)口头传播:如演讲、报告、座谈、咨询、小组讨论等。

(2)图文传播:如报纸、杂志、书籍、传单、健康教育处方、小册子、图画、标本、实物、模型、照片、卫生科普专栏等。

(3)视听传播:如幻灯、电影、电视、广播、录像、投影、互联网等。

(4)综合传播:如行政立法、展览、文艺演出、卫生宣传日活动等。

2.行为干预

(1)政策干预:通过出台或修订相关法律法规、规章制度等措施,对个体行为产生强制性影响和干预。如公共场所禁止吸烟,立法强制用人单位为员工购买健康保险,有毒有害工作场所强制实行防护措施,国家推行全民计划免疫等。另外,还包括政府所采取的政策措施,如为了鼓励人们多吃水果,而采取对水果行业的财政补贴以降低水果价格等。

（2）环境干预:通过改变环境以促使人们的行为发生改变或维持的措施,如开放体育运动的场所、改水、改厕、增加绿化等。

（3）信息干预:通过教育、传播、咨询等措施为人们提供有益于行为改变或维持的知识、信息,以促使人们形成促使行为改变或维持的态度、意识、价值观,掌握健康技能等。

（4）人际干预:利用同伴压力、社会示范、从众等社会心理现象,对人的行为进行干预。

（5）组织干预:在组织机构内采取促使人们行为改变或维持的措施,如组织集体活动、出台内部规章制度、改善人际关系与办公环境、制订奖惩制度等,从而促使人们的行为发生改变或维持。

（6）服务干预:通过提供服务促成人们的行为发生改变或维持的措施,如在社区卫生服务中心为人们提供就近的免费的血压测量服务,为性病高危人群提供安全套等。

（7）药物干预:采取服用药物促使人们的行为发生改变的措施。该措施一般用于心理行为治疗的方面。

（8）行为训练:包括自理能力、住院适应能力和康复能力训练。

3. 开展培训

（1）评估培训需求:开展健康教育之前,培训工作者首先应进行的是评估培训需求,系统地收集受教育者学习需求的资料和信息。

（2）确定培训对象:根据慢性病的种类和特点,确定培训对象。

（3）制订培训计划:强调针对性、专业性和实用性。

（4）落实培训过程:选定培训教师,编写培训教材,选择培训地点,确定培训时间,举办培训班。

（5）培训效果评价:通过过程评价、近期效果评价和远期效果评价对健康教育效果作出判断,即患者学到了什么,必要时可进行反复评估。

4. 专题讲座

（1）讲座前准备:评估教育需求,了解讲座对象,确定讲座主题和基本内容,编写讲稿或制作课件,备好辅助教具。

（2）讲座的要求:内容科学,知识新颖,深入浅出,针对性强,形式多样,注重方法。

（二）慢性病健康教育的技巧

慢性病的病因复杂,很多疾病至今尚无有效治疗手段,加之由于个体年龄、性别、职业、文化程度、生活习惯、个性特征、社会文化背景等不同产生的不同的心理反应,如恐惧、紧张、抑郁、焦虑、相怜、自怜、悲观、绝望等,这些反应在疾病的发生和发展过程中起着不可低估的正相或负相作用。因此,作为一名医护人员应掌握好三大技巧。

1.心理调节技巧

要针对患者不同的疾病、不同的心理特点,进行心理上的调节,提高应激能力。可采取随时向患者解释疾病发生发展过程中可能会出现的症状和体征,使患者心理上有充分准备,用乐观主义精神激励患者,用和蔼真挚的态度去感染和激发患者的积极情绪,使患者保持最佳的心境、顽强的意志,热爱生活,享受生活,指导患者提高自我心理调节能力,保持平衡的心理状态。

2.解决问题技巧

要根据患者年龄、性别、知识层次、接受能力的不同,有针对性地进行疾病概念、病因和病理、临床表现、一般和特殊检查、治疗方法和临床用药的讲解,使患者了解相关注意事项,取得理解和配合,使患者学会解决问题的技巧,善于发现自己的问题,积极制订行为计划去解决问题,主动调整自己的不良生活习惯,并真正地从生理、社会和情感等方面去提高自我管理能力,从而维持满意的生活质量。

3.人际传播技巧

建立良好的人际关系,以微笑待人,寻找共同语言,树立教育者的良好形象,尊重对方的隐私。在交谈过程中,把握谈话内容的重点和深度,注意观察,及时取得反馈。在进行封闭式提问、开放式提问、探索式提问、偏向式提问或复合式提问时要适度,把握好尺寸。对于对方表达出来的情感或言行需做出适当的反应,无论是做出肯定性反馈、否定性反馈、模糊式反馈还是鞭策性反馈,都应使谈话进一步深入,使对方得到激励和指导。

四、护士在健康教育中的作用

护士比医生有更多的时间与患者接触和交流,有更多的时间观察病情变化,因此,护士在健康教育活动中具有更多的优势和责任,是健康教育的主力军。

（一）护士在医院内实施慢性病健康教育的作用

1. 入院教育

入院教育是指患者入院时，对患者或家属进行的健康教育。其目的是使患者尽快适应住院环境，建立有利于接受治疗和护理的依从性。教育的主要内容包括医院的各项规章制度、病区环境、医护人员介绍等，方法可采用口头、手册及宣传栏等。

2. 住院教育

住院教育是指在患者住院期间进行的健康教育。其目的是减轻患者的心理负担，丰富患者健康知识，提高患者住院适应能力和配合治疗的能力。教育内容应根据患者的健康问题和治疗护理特点来选择。所采用的方法可灵活多样，包括口头宣讲、发健康教育手册、床边演示、定期讲课、患者现身说法、小组讨论、电视、录像和学习资料等。

3. 术前教育

术前教育是指择期手术前进行的教育，是护士根据患者心理特点和围手术期护理要求开展的健康教育，包括知识灌输和行为训练等。

4. 术后教育

术后教育是指对已完成手术的患者进行的教育，目的是提高患者术后配合能力，减少术后并发症。

5. 出院教育

出院教育是指在患者病情稳定或康复出院时进行的教育，目的是提高患者自我保健或自我护理能力，促进机体康复。

6. 跟踪随访

跟踪随访是医院根据医疗、科研、教学的需要，与曾在医院诊治过的患者保持联系或要求患者定期来医院复查，对患者的疾病诊疗、发展状况继续进行追踪观察。跟踪随访工作使得对患者的健康教育工作得以延续进行。

（二）护士在社区内实施慢性病健康教育的作用

社区健康教育是以社区为范围，以社区居民为对象，以社区为主体，以满足社区居民的健康为需求，促进社区健康而实施的护理健康教育活动。其目的是发动和引导全体社区居民树立健康意识,关心自身、家庭和全社区的健康问题,积极参与社区健康教育与健康促进规划的制订和实施,养成良好的卫生行为和生活方式,以提高自我保健能力和群体健康水平。社区护士是社区健康管理团队的重要成员,是具有多种技能的综合型人才,不但要对就诊的患者开展健康教育,而且还要面向社区、面向健康者开展工作,有教育、咨询、管理、协调、观察、照顾、研究等多种角色的作用。

1.社区护士在慢性病综合防治中的任务

社区护士在慢性病综合防治中的任务:针对社区居民开展有关控制危险因素的健康教育;通过门诊、电话或上门服务为社区居民实施健康咨询和健康指导;通过门诊或上门服务对患者进行就医指导,也可设置家庭病床上门服务;通过门诊或上门服务对高危人群和患者进行行为纠正;通过门诊或上门服务为晚期患者进行临终关怀教育。

2.社区护士在慢性病综合管理中的责任

(1)及时了解国内外卫生政策,为社区内居民提供多层次、多功能、多方位的医疗、预防、保健服务。

(2)协助环境卫生和团体卫生工作,协助公共安全管理。

(3)从事妇幼卫生工作、家庭访视及护理。

(4)运用社会资源巡回服务,进行生命统计。

(5)开展居民健康筛检,通过筛检确认自己所服务的地段和社区中的高危人群,并给予持续性照顾,以预防疾病的发生。

3.对社区护士在慢性病健康教育中的要求

(1)社区护士的基本素质:要求社区护士必须具有丰富的医学护理知识,敏锐的观察能力及护理评估能力,良好的职业道德及敬业精神,热忱的服务态度和健康的身心。

(2)认识社区健康教育的重要性:社区健康教育不同于医院内的健康教育,它要求社区护士更应该发挥主观能动性和自觉性。健康教育的开展不是暂时性、阶段性的,而是连续性的,人从出生到去世的整个生命过程都需要社区护士给予指导和帮助。

(3)明确社区健康教育的目标:转变居民健康观念需要社区护士做大量工作,通过健康教育让居民了解社区卫生服务的有关政策、目的、方式、优越性、对居民的作用等,彻底改变社区居民的健康观念。

(4)运用护理程序开展社区健康教育:做到有组织、有计划、有系统地在社区开展健康教育,按照评估、诊断、计划、实施和评价的步骤来进行。

第三节　患者的评估与检测

　　慢性病患者的评估与检测是慢性病管理中的重要环节。对于慢性病患者或高危人群而言，通过全面的健康检测评估存在或潜在的健康问题，有针对性地提供卫生服务（包括正确、合适的健康指导和对存在的危险因素进行人为干预等），以降低发病率、病死率和致残率，真正做到早发现、早诊断、早治疗，具有非常重要的意义。此外，对慢性病进行科学评估，也能为推行安全、有效、经济的健康干预手段和公共卫生决策提供证据。慢性病患者的评估与检测包括生理健康、心理健康、社会健康三个方面。

一、生理健康

　　生理健康是指人体生理功能上健康状态的总和。慢性病患者的生理健康可通过人体测量、实验室检查等手段进行评估，其临床意义在于从客观指标和主观指标预测及判断是否有必要对患者进行干预或治疗，并对慢性病干预效果进行跟踪观察。客观指标包括体格检查、实验室检查、影像学检查、心电图检查等。对于慢性病而言，超重和肥胖、血压升高、血糖升高、血脂异常等生物因素已被认为是其危险因素，因此，可以从身高、体重、腰围、血压、人体脂肪、骨密度、血糖、血脂、胰岛素、糖化血红蛋白、心电图、肺功能及心血管功能等指标进行评估检测。不同慢性病重点关注的评估指标也有所差异，比如高血压患者重点需要监测血压，而糖尿病患者重点需要关注血糖。除了客观指标外，对慢性病生理健康的评估也可以使用测评工具获取具有主观特性的指标，一般可以从症状和生理功能两方面进行评估。

1. 症状

　　慢性病包括高血压、糖尿病、脑卒中、COPD、肿瘤等，不同疾病的慢性病患者其症状通常会有所差异。COPD 患者主要表现为呼吸困难、气短、口干、乏力、咳嗽等。高血压患者主要表现为头痛、头晕、运动后心率加快等。癌症患者由于疾病本身及相关治疗的影响，通常会经历多种并存的症状，如疼痛、疲乏、睡眠障碍、恶心呕吐、营养不良等。这些症状的出现常常会限制患者的活动，降低其生活质量。因此，需要对患者进行症状管理，采用合适的测评工具评估患者的躯体症状，有针对性地制订症状干预措施。目前国内常用的测评工具包括单一症状测评工具与多症状测评工具。

　　（1）单一症状测评工具：只评估单个症状。常用的量表有疲劳评定量表（FAI）、疼痛评估量表等。以 FAI（表 2 - 1）为例说明，该量表由美国精神行为科学研究室的

Josoph E. Schwartz 及神经学研究室的 Lina Jandorf 等人于 1993 年制订,用于评定以疲劳为主要表现的疾病患者及健康者的疲劳特征、程度等,评定时间跨度为最近两周。该量表包括 4 个因子共 29 个条目:因子 1 为疲劳严重程度量表,用以定量测定疲劳程度;因子 2 为疲劳的环境特异性量表,用以测定疲劳对特异性环境(寒、热、精神紧张等)的敏感性;因子 3 为疲劳的结果量表,用以测量疲劳导致的后果,如缺乏耐心、不能集中注意力等;因子 4 为疲劳对休息、睡眠的反应量表,用以测定疲劳是否对休息或睡眠有影响。4 个因子均通过其所含条目得分的简单相加,取算数平均值,得出 4 个分值。FAI 中各分量表 Cronbach's α 系数为 0.70 ~ 0.92,具有较好的信度。该量表操作方便,能够区分正常疲劳与疲劳相关的医学疾病,还描述了各种疾病中疲劳的差异,既适用于临床,也适用于在人群中发现疲劳患者,在慢性病领域,已被广泛用于冠心病、COPD 等的疲劳评估。

说明:疲劳为一种倦怠感、精力不够或周身感到精疲力竭。表 2-1 是一组与疲劳有关的测试题,请逐条阅读,并根据在此前 2 周的情况确定您是否同意以及程度如何。如果您完全同意,选"7";如果完全不同意,选"1";如果觉得介于两者之间,在"1"与"7"之间选择(适合您的)任一数字。中间值是"4",当您的情况完全居中时,可选此值。

表 2-1　疲劳评定量表

测试题	分值						
	完全不同意——完全同意						
1. 当我疲劳时,我感觉到昏昏欲睡	1	2	3	4	5	6	7
2. 当我疲劳时,我缺乏耐心	1	2	3	4	5	6	7
3. 当我疲劳时,我做事的欲望下降	1	2	3	4	5	6	7
4. 当我疲劳时,我集中注意力有困难	1	2	3	4	5	6	7
5. 运动使我疲劳	1	2	3	4	5	6	7
6. 闷热的环境可导致我疲劳	1	2	3	4	5	6	7
7. 长时间的懒散使我疲劳	1	2	3	4	5	6	7
8. 精神压力导致我疲劳	1	2	3	4	5	6	7
9. 情绪低落使我疲劳	1	2	3	4	5	6	7
10. 工作导致我疲劳	1	2	3	4	5	6	7
11. 我的疲劳在下午加重	1	2	3	4	5	6	7
12. 我的疲劳在晨起加重	1	2	3	4	5	6	7
13. 进行常规的日常活动增加我的疲劳	1	2	3	4	5	6	7
14. 休息可减轻我的疲劳	1	2	3	4	5	6	7
15. 睡眠可减轻我的疲劳	1	2	3	4	5	6	7

续表 2 - 1

测试题	分值						
	完全不同意——完全同意						
16. 凉快的环境可减轻我的疲劳	1	2	3	4	5	6	7
17. 进行快乐、有意义的事情可减轻我的疲劳	1	2	3	4	5	6	7
18. 我比以往容易疲劳	1	2	3	4	5	6	7
19. 疲劳影响我的体力活动	1	2	3	4	5	6	7
20. 疲劳使我的身体经常出毛病	1	2	3	4	5	6	7
21. 疲劳使我不能进行持续性体力活动	1	2	3	4	5	6	7
22. 疲劳对我胜任一定的职责与任务有影响	1	2	3	4	5	6	7
23. 疲劳先于我的其他症状出现	1	2	3	4	5	6	7
24. 疲劳是我最严重的症状	1	2	3	4	5	6	7
25. 疲劳属于我最严重的三个症状之一	1	2	3	4	5	6	7
26. 疲劳影响我的工作、家庭或生活	1	2	3	4	5	6	7
27. 疲劳使我的其他症状加重	1	2	3	4	5	6	7
28. 我现在所具有的疲劳在性质或严重程度方面与我以前所出现过的疲劳不一样	1	2	3	4	5	6	7
29. 我运动后出现的疲劳不容易消失	1	2	3	4	5	6	7

（2）多症状测评工具：可以对患者的多种症状进行同时评估。目前频率高且信效度较好的量表是安德森症状量表（MDASI），其主要用于评估癌症患者症状困扰程度及症状负担。该量表是由美国德克萨斯州大学安德森癌症中心进行研制，其 Cronbach's α 系数为 0.82 ~ 0.94，信度较好。该量表共 19 个条目，包含两部分：第一部分评估过去 24 小时内疼痛、疲乏、恶心、呕吐等 13 项癌症常见症状的严重程度；第二部分评估以上症状对日常生活（如一般活动、工作、走路等）的困扰程度。量表的每个条目以 0 ~ 10 分计分，0 分表示无症状，10 分表示能想象到最严重的症状，得分越高说明患者的癌症相关症状越严重，症状困扰程度越高。MDASI 为患者自评量表，评估条目简洁，操作便捷，却包含大部分癌症患者常见的症状，适用范围广，已被翻译成多种语言版本。中文版于 2004 年被翻译并验证，是一个有效可靠的工具，目前已在我国癌症人群中得到广泛使用。量表的具体内容见表 2 - 2、表 2 - 3。

第一部分：症状严重程度。

在过去 24 小时内，疾病本身或治疗相关的各种症状的严重程度。"0"表示没有症状，"10"表示症状能想象的最严重程度，从 1 到 10，分数越高，表示症状越严重。请根据自己的真实感受在相应的数字下打"√"。

表 2 − 2 安德森症状量表 1

测试题	分值										
	0	1	2	3	4	5	6	7	8	9	10
1.您疼痛最严重的程度											
2.您疲劳(乏力)最严重的程度											
3.您恶心最严重的程度											
4.您睡眠不安最严重的程度											
5.您最苦恼的程度											
6.您气短最严重的程度											
7.您健忘最严重的程度											
8.您胃口最差的程度											
9.您昏昏欲睡最严重的程度											
10.您口干最严重的程度											
11.您悲伤感最严重的程度											
12.您呕吐最严重的程度											
13.您麻木感最严重的程度											

第二部分:症状影响、干扰生活的程度。

在过去 24 小时内,表 2 − 2 中的症状干扰表 2 − 3 各项活动的最严重程度。"0"表示没有任何干扰,"10"表示能想象的最严重干扰程度,分数越高,表示干扰程度越严重。请您根据自己的真实感受在相应的数字下打"√"。

表 2 − 3 安德森症状量表 2

测试题	分值										
	0	1	2	3	4	5	6	7	8	9	10
1.一般活动											
2.情绪											
3.工作(包括家务劳动)											
4.与他人的关系											
5.走路											
6.生活乐趣											

2. 生理功能

脑卒中、高血压、肾脏病和风湿病等慢性病常常会影响患者的生理功能,使得日常生活与活动能力受限,严重者甚至出现残疾。如一些脑卒中患者会存在运动、语言、认知等方面的障碍,影响患者的日常生活与活动。因此,需要重点加强高血压、脑卒中等特定慢性病的管理,评估患者的躯体功能,了解患者的躯体功能状况及其疗效,以便开展针对性预防措施,降低日常生活活动能力受限的发生风险,提高生活质量。功能评估常用指标为 Barthel 指数(Barthel index,BI)。

BI 可用于评价慢性病患者的日常生活能力和躯体功能,通过对进食、洗澡、修饰、穿衣、控制大便、控制小便、用厕、床椅转移、平地行走及上下楼梯 10 项日常活动的独立程度打分的方法来区分等级,记分为 0 ~ 100 分。得分越高,日常生活与活动能力越强。一般可以分成良、中、差三级: >60 分为良,有轻度功能障碍,能独立完成部分日常活动,需要部分帮助;60 ~ 41 分为中,有中度功能障碍,需要极大的帮助方能完成日常生活与活动;≤40 分为差,有重度功能障碍,大部分日常生活活动不能完成或需他人帮助。BI 分级是进行日常生活能力测定的有效方法,其内容较全面,记分简便,可以敏感地反映出病情的变化或功能的进展,适用于疗效观察及预后判断。侯东哲等的研究证实,中文版 BI 有很高的信效度,适用范围广,在我国已广泛应用。量表的具体内容见表 2 – 4。

表 2 – 4 Barthel 指数量表

日常活动项目	独立	部分独立,需部分帮助	需极大帮助	完全不能独立
进食	10	5	0	—
洗澡	5	0	—	—
修饰(洗脸、刷牙、刮脸、梳头)	5	0	—	—
穿衣(包括系鞋带等)	10	5	0	—
控制大便	10	5(偶尔失控)	0(失控)	—
控制小便	10	5(偶尔失控)	0(失控)	—
用厕(包括拭净、整理衣裤、冲水)	10	5	0	—
床椅转移	15	10	5	0
平地行走 45m	15	10	5(需轮椅)	0
上下楼梯	10	5	0	—

二、心理健康

心理健康是指心理的各个方面及活动过程处于一种良好或正常的状态。一般可以使用测评工具从心理困扰和心理调适两方面进行评估。

1.心理困扰

许多慢性病患者受疾病特点、治疗费用负担等原因出现焦虑、抑郁、担忧等心理问题,严重危害慢性病患者的身心健康,影响其生活质量。医护人员应重视慢性病患者的心理健康水平,评估患者的焦虑、抑郁等心理问题的严重程度,针对性地开展心理健康教育,提供心理支持。目前常用的评估工具有焦虑自评量表(self-rating anxiety scale,SAS)、抑郁自评量表(self-rating depression scale,SDS)等。

(1)SAS 由 Zung 于 1971 年编制而成,用于评估焦虑患者的主观感受,可作为衡量焦虑状态轻重程度以及在治疗中的变化依据。该量表共 20 个条目,采用四级评分法,20 题得分相加即为粗分,粗分乘以 1.25 后取其整数即得标准分,评定时间为过去 1 周内。标准分越高,焦虑越重。按照中国常模结果,SAS 标准分为 50 分,其中 50～59 分为轻度焦虑,60～69 分为中度焦虑,70 分及以上为重度焦虑。该量表信效度较好,使用简便,目前已在我国广泛使用。量表的具体内容见表 2-5。

请仔细阅读表 2-5 中的每一道测试题,根据最近 1 周的实际感受选择合适的答案。分为 4 级:没有或很少时间;小部分时间;相当多时间;绝大部分或全部时间。正向评分题依次评为 1、2、3、4;反向评分题(有 * 号者),则评分为 4、3、2、1。

表 2-5　焦虑自评量表

测试题	分值			
	没有或很少时间	小部分时间	相当多时间	绝大部分或全部时间
1. 我觉得比平常容易紧张和着急				
2. 我无缘无故地感到害怕				
3. 我容易心里烦乱或觉得惊恐				
4. 我觉得我可能将要发疯				
*5. 我觉得一切都好,也不会发生什么不幸				
6. 我手脚发抖打战				
7. 我因为头痛、颈痛和背痛而苦恼				
8. 我感觉容易衰弱和疲乏				
*9. 我觉得心平气和,并且容易安静坐着				
10. 我觉得心跳得很快				
11. 我因为一阵阵头晕而苦恼				
12. 我有晕倒发作或觉得要晕倒				

续表 2 - 5

测试题	分值			
	没有或很少时间	小部分时间	相当多时间	绝大部分或全部时间
*13. 我吸气、呼气都感到很容易				
14. 我手脚麻木和刺痛				
15. 我因为胃痛和消化不良而苦恼				
16. 我常常要小便				
*17. 我的手常常是干燥温暖的				
18. 我脸红发热				
*19. 我容易入睡并且一夜睡得很好				
20. 我做噩梦				

（2）SDS 由 Zung 于 1965 年编制而成，共 20 个条目，用于量化分析受测者抑郁状态的严重程度和在治疗中的变化，有较好的信效度，且使用简便，可用于有抑郁症状的成人，也可用于流行病学调查。该量表评定采用四级评分法，20 题得分相加即为粗分，粗分乘以 1.25 后取其整数即得标准分，评定时间为过去 1 周内。标准分越高，抑郁程度越严重。按照中国常模结果，SDS 标准分为 53 分，53～62 分为轻度抑郁，63～72 分为中度抑郁，72 分以上为重度抑郁。量表的具体内容见表 2-6。

请仔细阅读表 2-6 中的每一道测试题，根据最近 1 周的实际感受，选择合适的答案。分为 4 级：没有或很少时间；小部分时间；相当多时间；绝大部分或全部时间。正向评分题依次评为 1、2、3、4；反向评分题（有 * 号者），则评分为 4、3、2、1。

表 2 - 6　抑郁自评量表

测试题	分值			
	没有或很少时间	小部分时间	相当多时间	绝大部分或全部时间
1. 我觉得闷闷不乐,情绪低沉				
*2. 我觉得一天中早晨最好				
3. 一阵阵哭出来或觉得想哭				
4. 我晚上睡眠不好				
*5. 我吃得跟平常一样多				

续表 2 − 6

测试题	分值			
	没有或 很少时间	小部分 时间	相当多 时间	绝大部分或 全部时间
*6. 我与异性密切接触时和以往一样感到愉快				
7. 我发觉我的体重在下降				
8. 我有便秘的苦恼				
9. 心跳比平常快				
10. 我无缘无故地感到疲乏				
*11. 我的头脑和平常一样清楚				
*12. 我觉得经常做的事情并没有困难				
13. 我觉得不安而平静不下来				
*14. 我对未来抱有希望				
15. 我比平常容易生气、激动				
*16. 我觉得做出决定是容易的				
*17. 我觉得自己是个有用的人,有人需要我				
*18. 我的生活过得很有意思				
19. 我认为如果我死了,别人会生活得更好				
*20. 平常感兴趣的事我仍然感兴趣				

2. 心理调适

心理调适是指用心理技巧改变个体心理活动绝对强度,降低或加强心理力量,改变心理状态性质的过程。自我效能指人对自己是否能够成功地进行某一成就行为的主观判断,可以反映个体心理调适能力。自我效能理论强调患者自身在慢性病管理中的责任和潜能,是实现疾病自我管理的前提,对于最终改善患者的健康状况、提高生活质量有重要意义,被广泛应用于糖尿病、COPD、心脏病、中风、癌症、风湿病等慢性疾病。当前许多慢性病患者的自我效能水平低,影响了患者疾病管理的自信心。因此,在健康教育及护理干预时需要评估患者的自我效能水平,调动自我管理的主动性、积极性,促进有效的心理调适,从而帮助其建立良好的健康行为。关于心理调适的评估量表有慢性病自我效能量表等。

慢性病自我效能量表由 Lorig 等研制,多用于慢性病患者自我效能的评估。该量表包括 6 个条目,采用 1 ~ 10 级评分法,其中 1 分表示"毫无信心",10 分表示"完全有信心",总分为各项的平均分,第1项至第4项反映症状管理自我效能(疼痛管理、疲劳、乏力、情绪低落等症状的自信心),第5项和第6项反映疾病共性管理自我效能(营养、按医嘱服药和控盐控水等的自信心)。得分越高,患者的自我效能水平越高,患者对完成疾病管理越有信心。该量表信效度较好,有研究显示 Cronbach's α 为0.91,因其应用简便,已广泛应用于慢性病。量表的具体内容见表2-7。

请选择对应的分值以显示你有多大的信心去做表2-7中的事情,1分表示"毫无信心",10分表示"完全有信心"。

表2-7 慢性病自我效能量表

具体事情	分值									
	1	2	3	4	5	6	7	8	9	10
1. 不让疲劳影响您想做的事情										
2. 不让躯体的不舒服或疼痛影响您想做的事情										
3. 不让情绪低落影响您想做的事情										
4. 不让您现有的其他任何症状或健康问题影响您想要做的事情										
5. 为了减少您看医生的次数,完成管理疾病所需的各种任务和活动										
6. 为了减少疾病对日常生活的影响,除遵医嘱服药外,做一些其他的事(如注意饮食、加强锻炼等)										

三、社会健康

社会健康也称社会适应性,指个体与他人及社会环境相互作用并具有良好的人际关系和实现社会角色的能力。社会健康一般可以从社会功能和社会支持两方面进行评估。

1. 社会功能

由于疾病本身造成的肢体功能障碍或认知功能障碍等,导致很多慢性病患者的社会适应能力降低,社会功能也常常会受到影响,进而生活质量也有所下降。比如很多脑卒中患者会出现不同程度的劳动力丧失或认知障碍,导致患者日常生活和交往能力受限,影响了患者的社会功能,也影响了患者的预后及其他功能的恢复。因此,需要评估慢性病患者的社会功能,并采取相应措施,让患者进行康复和更好地回归社会。社会功能一般可以使用量表进行评估,如社会功能缺陷筛选量表(social dysfunction screening scale, SDSS)。

社会功能缺陷筛选量表由 WHO 拟定,主要用于评估患者的社会功能状况,在冠心病、癌症等慢性病领域都被证明是可行和有效的测量工具。该量表共 10 个条目,分别为职业和工作、婚姻职能、父母职能、社会性退缩、家庭外社会活动、家庭内活动、家庭职能、个人生活自理、责任心和计划性、对外界的兴趣和关心。每个条目分 3 个等级:0 分为正常或极轻度社会功能缺陷;1 分为轻度社会功能缺陷;2 分为重度社会功能缺陷。总分为 10 个条目得分总和,总分≥2 分为社会功能缺陷,总分 <2 分为社会功能正常,评分越高表明社会参与程度越差。量表的具体内容见表 2-8,目的是了解受检者在家中和工作单位的一些情况,他(她)能不能做到自己应该做的,在这些方面是否存在问题或困难。

表 2-8　社会功能缺陷筛选量表

社会功能	分值			
	无缺陷	有些缺陷	严重缺陷	不适合
职业和工作	0	1	2	9
婚姻职能	0	1	2	9
父母职能	0	1	2	9
社会性退缩	0	1	2	9
家庭外社会活动	0	1	2	9
家庭内活动	0	1	2	9
家庭职能	0	1	2	9
个人生活自理	0	1	2	9
对外界的兴趣和关心	0	1	2	9
责任心和计划性	0	1	2	9

2. 社会支持

社会支持是指来自社会各方面的包括家庭、亲属、朋友、同事等所给予个体的精神上和物质上的帮助与支援。社会支持一方面可以对应激起缓冲作用,另一方面也有助于维持良好的情绪体验和提高患者的自信心。目前一些慢性病患者的社会支持水平不高,比如脑卒中患者的社会支持状况相对不佳,社会参与也有限,影响了患者康复锻炼的积极性,不利于患者日常功能的恢复。因此,有必要评估慢性病患者的社会支持水平,帮助患者理解并利用社会支持,并引导家庭、社区、社会给予患者更多的关心和支持,以提高患者的生活质量和生活满意度。社会支持一般可以使用量表进行评估,比如社会支持评定量表(social support rating scale,SSRS)。

　　社会支持评定量表由肖水源进行编制,用于评估个体社会支持的水平,包括客观支持、主观支持以及社会支持利用度三个维度,共 10 个条目。客观支持分为 2、6、7 条评分之和,主观支持分为 1、3、4、5 条评分之和,社会支持利用度分为 8、9、10 条评分之和。10 个条目计分之和为社会支持总分。总得分和各维度得分越高,说明社会支持程度越好。该量表设计合理简洁,条目易于理解,无歧义,已在冠心病、高血压、脑卒中等慢性病领域广泛使用,具有较好的信效度。量表的具体内容见表 2-9,表格中的问题用于反映患者在社会中所获得的支持,请按各个问题的具体要求,让患者根据实际情况填写。

表 2-9　社会支持评定量表

1.您有多少关系密切,可以得到支持和帮助的朋友?(只选 1 项) (1)1 个也没有 (2)1 或 2 个 (3)3~5 个 (4)6 个或 6 个以上
2.近一年来,您如何居住?(只选 1 项) (1)远离家人,且独居一室 (2)住处经常变动,多数时间和陌生人住在一起 (3)和同学、同事或朋友住在一起 (4)和家人住在一起
3.您与邻居的关系怎么样?(只选 1 项) (1)相互之间从不关心,只是点头之交 (2)遇到困难可能稍微关心 (3)有些邻居都很关心您 (4)大多数邻居都很关心您
4.您与同事的关系怎么样?(只选 1 项) (1)相互之间从不关心,只是点头之交 (2)遇到困难可能稍微关心 (3)有些同事很关心您 (4)大多数同事都很关心您

5. 从家庭成员得到的支持和照顾是什么样的?（在无、极少、一般、全力支持四个选项中,选择合适选项）
（1）夫妻（恋人）
A. 无　　　　B. 极少　　　　C. 一般　　　　D. 全力支持
（2）父母
A. 无　　　　B. 极少　　　　C. 一般　　　　D. 全力支持
（3）儿女
A. 无　　　　B. 极少　　　　C. 一般　　　　D. 全力支持
（4）兄弟姐妹
A. 无　　　　B. 极少　　　　C. 一般　　　　D. 全力支持
（5）其他成员（如嫂子）
A. 无　　　　B. 极少　　　　C. 一般　　　　D. 全力支持
6. 过去,在您遇到急难情况时,曾经得到的经济支持和解决实际问题的帮助来源是什么?
（1）无任何来源
（2）下列来源有（　　　）（可选多项）
A. 配偶　　　B. 其他家人　　　C. 亲戚　　　D. 朋友　　　E. 同事　　　F. 工作单位
G. 党团工会等官方或半官方组织　　　H. 宗教、社会团体等非官方组织
I. 其他（请列出）＿＿＿＿＿
7. 过去,在您遇到急难情况时,曾经得到的安慰和关心的来源有哪些?
（1）无任何来源
（2）下列来源有（　　　）（可选多项）
A. 配偶　　　B. 其他家人　　　C. 朋友　　　D. 亲戚　　　E. 同事　　　F. 工作单位
G. 党团工会等官方或半官方组织　　　H. 宗教、社会团体等非官方组织
I. 其他（请列出）＿＿＿＿＿
8. 您遇到烦恼时的倾诉方式是什么?（只选 1 项）
（1）从不向任何人诉述
（2）只向关系极为密切的 1 或 2 个人诉述
（3）如果朋友主动询问会说出来
（4）主动诉说自己的烦恼,以获得支持和理解
9. 您遇到烦恼时的求助方式是什么?（只选 1 项）
（1）只靠自己,不接受别人帮助
（2）很少请求别人帮助
（3）有时请求别人帮助
（4）有困难时经常向家人、亲友、组织求援

续表 2 – 9

10. 对于团体(如党团组织、宗教组织、工会、学生会等)的组织活动,您参加不?（只选 1 项）
(1)从不参加
(2)偶尔参加
(3)经常参加
(4)主动参加并积极活动

四、小结

从生理健康、心理健康、社会健康三个方面对慢性病患者进行评估与检测,能较为全面地了解患者目前的健康状况,及早发现问题,并对其进行合理干预,对延缓慢性病发展,提高生存质量具有重要意义。然而,在慢性病领域,目前仍然没有全面科学的评估方法进行广泛应用,因此,需要继续完善慢性病的评估方法,研制适用于慢性病患者的简便、客观、有效的测量工具,以满足其评估需求,从而更好地进行慢性病管理。

第四节 慢性病的营养管理

民以食为天,从食物中摄取机体需要的物质是生命得以生存和维持的基本需求。随着现代化的发展,人民的生活水平不断提高,对健康认识的提升使人们对科学营养、合理膳食、安全进食的需求越来越高。尤其是在慢性病日益增加的今天,调整生活方式,合理地吃、行、息,是改善慢性病患者生活质量、推迟疾病进展的有效措施。

一、营养的基本概念

营养(nutrition)是指机体从外界环境摄取食物,经过消化、吸收和代谢,利用其有益物质供给能量,构成和更新身体组织,以及调节生理功能的全过程。而这些从食物中获取的具有特定生理功能,能够维持机体生长、发育、活动、生殖以及正常新陈代谢的物质被称为营养素(nutrient)。常见的人体所需的营养素有碳水化合物、脂类、蛋白质、矿物质、维生素和水等。按机体内含有量和需要量,可以将这些营养素分为宏量营养素和微量营养素。宏量营养素主要包括碳水化合物、脂类、蛋白质。微量营养素主要是指矿物质和维生素。在众多矿物质中,机体中含量大于体重 0.01% 的矿物质称为常量元素,主要有钙、镁、钾、钠、磷、氯、硫,其每日膳食需要量都在 100mg 以上;机体内含量小于体重 0.01% 的矿物质则称为微量元素,包括铁、碘、锌、硒、铜、钼、铬、钴等,其每日膳食中需要量为微克至毫克。另外,水、膳食纤维和一些植物化学物也是机体重要的营养素。

营养学中还有一个很重要的概念,"能"或者称"能量"。大到生长发育、日常活动,小到生理调节、新陈代谢都需要能量的参与。而人们从食物中摄取的各种营养素,除了构建我们的机体组织,同时也为机体提供了能量。前面提到的三大宏量营养素,即碳水化合物、脂类、蛋白质是机体能量供给的主要来源。因此,这三大营养素也被称为产能营养素(energy source nutrient)。产能营养素经消化被机体以小分子形式吸收后,再经过分解代谢释放其中蕴藏的化学能量,经转化后提供机体的各种生命所需物质。这种机体物质代谢过程中能量的释放、转移、利用及消耗称为能量代谢(energy metabolism)。能量摄入与能量消耗之间存在动态平衡:当两者差不超过 5% 时,为平衡状态;当摄入大于消耗,称为正平衡;反之,为负平衡。平衡的概念在慢性病的营养管理中非常重要,也是营养管理的重要手段。

能量,以焦耳(J)或者卡(cal)为单位。1J 是指用 1 牛顿力将 1kg 物体移动 1m 所需的能量。1cal 是指 1g 纯水从 15℃ 上升到 16℃ 所需要的能量。我们常说的大卡是指千卡,即 1000cal 或 1kcal。千卡与千焦的换算关系为:1kcal = 4.184kJ,1kJ = 0.239kcal。每克产能营养素在体内氧化时产生的能量称为能量系数(energy coefficient)。1g 碳水化合物可产生 4kcal 能量,1g 脂肪可产生 9kcal 能量,1g 蛋白质可产生 4kcal 能量,1g 膳食纤维可产生 2kcal 能量。

二、平衡膳食与膳食指南

(一)平衡膳食

平衡膳食又称合理膳食,是指全面达到营养供给量标准的膳食。全面营养供给首先要保证摄入的能量及各种营养素满足人体生长发育和日常活动的需要;其次,摄入的各种营养素之间需保持适宜的比例。在三大产能营养素中,碳水化合物提供的能量应占总能量的 55% ~ 65%,蛋白质提供的能量应占总能量的 10% ~ 15%,脂肪提供的能量应占总能量的 20% ~ 30%。理想的膳食蛋白质构成要求必需氨基酸与非必需氨基酸比例为 4:6,每天应摄入的优质蛋白质(动物性和豆类)应占总摄入量的 1/3 以上,每天摄入的蛋白质约50% 来源于谷类。饱和脂肪酸、单不饱和脂肪酸和多不饱和脂肪酸产能比例约为 1:1:1。而多不饱和脂肪酸中 ω-6 系与 ω-3 系的比例为 4.5 ~ 5:1。每日膳食纤维的摄入量为25 ~ 30g。三大产能营养素的代谢过程也都需要一些特定的维生素参与。由此可见,足够的、全面的、比例适宜的营养素摄入是人体能够得以生存和生活的基础。然而,没有一种天然的食物能够提供人体所需的所有并且合理配比的营养素,因此,我们需要通过摄入多样化的食物来达到这一需求。

我们日常吃的食物可以分为五大类：①谷物和薯类，谷物包括米、面、杂粮，薯类包括马铃薯、红薯等，主要向人体提供碳水化合物、蛋白质、膳食纤维和 B 族维生素。②动物性食物，包括肉、禽、鱼、奶、蛋等，主要向人体提供蛋白质、脂肪、矿物质、脂溶性维生素。③豆类与坚果，包括豆类及其制品和花生、核桃等坚果及其制品，主要向人体提供蛋白质、脂肪、膳食纤维、矿物质、B 族维生素和维生素 E。④蔬菜、水果和菌藻类，主要向人体提供维生素 C、维生素 K、胡萝卜素、膳食纤维、矿物质以及一些有益的植物化学物。⑤纯热能食物，包括动植物油、淀粉、食用糖和酒类，主要作用是供能。动植物油还可含有维生素 E 和必需脂肪酸。人们从众多食物中挑选不同的膳食组合来满足人体所需的 40 多种营养素的供给。

（二）我国居民膳食指南

膳食指南是营养专家根据营养学原则，结合国情，教育居民采用平衡膳食，以达到合理营养促进健康目的的指导性意见和公共政策基础。《中国居民膳食指南》由中国营养学会常务理事会受国务院委托制订并发布，从 1989 年发布第一版至今，已经历了 5 次修改，当前膳食宝塔是 2022 修订版。

《中国居民膳食指南（2022）》由三部分组成：2 岁以上大众膳食指南、特定人群膳食指南、平衡膳食模式和膳食指南编写说明。

平衡膳食八准则：①食物多样，合理搭配；②吃动平衡，健康体重；③多吃蔬果、奶类、全谷、大豆；④适量吃鱼、禽、蛋、瘦肉；⑤少盐少油，控糖限酒；⑥规律进餐，定量饮水；⑦会烹会选，会看标签；⑧公筷分餐，杜绝浪费。

中国居民膳食宝塔（2022）一共分五层，包含了每天应摄入的主要食物种类（图 2 - 4）。膳食宝塔利用各层位置和面积的不同反映了各类食物在膳食汇总中的地位和应占比例。根据膳食宝塔和平衡餐盘，每日膳食种类和数量摄入建议如下。

第一层为谷薯类。谷薯类平均每天 200 ~ 300g，其中全谷物和杂豆 50 ~ 150g，薯类 50 ~ 100g。

第二层为蔬菜、水果类。做到餐餐有蔬菜，保证每天摄入蔬菜至少 300g（每餐 100 ~ 200g），深色蔬菜应占 1/2 以上。天天吃水果，保证每天摄入 200 ~ 350g，推荐吃新鲜水果，在鲜果供应不足时可选择一些含糖量低的干货制品和纯果汁。

第三层为鱼、肉、蛋类。动物性食物要适量，每天平均摄入总量为 120 ~ 200g（每餐 35 ~ 80g），优选鱼肉和禽肉。每天畜禽肉、水产品摄入量各为 40 ~ 75g，推荐每天 1 个鸡蛋，吃鸡蛋不能丢弃蛋黄。

第四层为奶、豆类。每天一杯奶，选择多种乳制品，相当于每天鲜奶 300g。常吃豆制品，适量吃坚果（每天 25～35g）。

第五层为烹饪油和食盐。培养清淡饮食习惯，少吃高盐和油炸食品。成人每天食盐不超过 5g，每天烹调油为 25～30g。

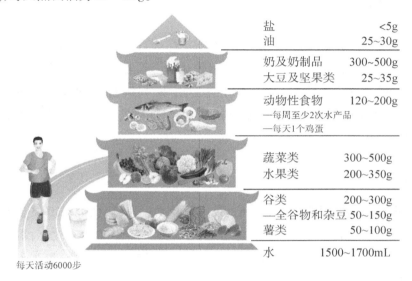

盐	<5g
油	25~30g
奶及奶制品	300~500g
大豆及坚果类	25~35g
动物性食物	120~200g
——每周至少2次水产品	
——每天1个鸡蛋	
蔬菜类	300~500g
水果类	200~350g
谷类	200~300g
——全谷物和杂豆	50~150g
薯类	50~100g
水	1500~1700mL

每天活动6000步

图 2-4　中国居民膳食宝塔（2022）

之后中国营养学会推出《中国居民平衡膳食餐盘》，进一步明确了每餐中各种食物的合理摄入配比，也增加了居民参照实施的可操作性。食物多样、谷类为主是平衡膳食模式的重要特征。平均每天应摄入 12 种以上食物，每周 25 种以上。按需备餐，食不过量，珍惜食物不浪费。控制总能量摄入，保持能量平衡。选择新鲜卫生的食物和适宜的烹调方式。膳食宝塔建议的各类食物摄入量是一个平均值，每日膳食应包括宝塔中的各类食物，但摄入量可以按照一周或者一段时间各类食物的平均量来计算。添加糖的摄入量应控制，每天应小于 50g，以 25g 以下为佳。每日足量饮水，成年人每天 7 或 8 杯（1500～1700mL），提倡饮白开水和茶水，不喝或少喝含糖饮料。儿童、少年、孕妇、乳母不饮酒。成人如饮酒，男性每天摄入酒精量不超过 25g，女性不超过 15g。《中国居民膳食指南（2022）》还指出，各年龄段人群都应天天运动，保持健康体重；每周至少进行 5 天中等强度身体活动，累计 150 分钟以上；主动身体活动最好每天 6000 步；减少久坐时间，每小时起来动一动。

三、营养管理的概念与方法

膳食、营养与一些慢性病的关系已成为现代营养学关注的重要内容。吸烟、过量饮酒、身体活动不足和高盐、高脂等不健康饮食是慢性病发生、发展的主要行为危险因素。不健康的饮食结构和习惯不仅是引发多种慢性病的病因,更是慢性病自我管理控制不佳的主要原因。常见的不合理饮食有食物中脂肪过多、维生素缺乏、纤维素摄入量不足、饮食总热量过多等。做好合理和平衡膳食营养的管理是预防和控制慢性病发生、发展甚至是治疗某些疾病的重要手段。

要预防慢性病患者群的扩大和控制已有慢性病的进展,就要针对慢性病的危险因素进行有效的管理。膳食作为慢性病重要的可控危险因素之一,改善不合理的饮食结构和习惯将是营养管理的主要目标。大量研究已证明,不合理的膳食和运动不足是导致慢性病的危险行为,而营养和运动可以影响基因表达,早期进行合理营养的预防性干预可以使人终身受益。

(一)营养管理的概念及内涵

营养管理是指运用营养科学的理论、技术及社会性措施,研究和解决个人及人群的营养问题。营养管理通过对人群营养进行调查、评估、干预、监测和教育,来增加人们正确的营养知识,改善人们的膳食结构和行为,从而达到增进人群健康、提高生活质量的目的。同时,营养管理过程中对食物生产与供给、膳食结构与行为、社会经济、营养政策与教育及营养性疾病预防等问题的研究也可以为管理部门制订饮食营养、经济及卫生保健的相关政策提供参考和依据。

慢性病营养管理包括建立慢性病营养监测和防治体系、筛查高危人群并进行健康指导、管理和监测现患慢性病患者、培养慢性病管理技术人员、建立综合防治的示范点。

(二)营养管理的方法

营养管理的方法包括患者膳食管理、营养制剂管理、饮食治疗、营养教育、膳食补充及保健食品管理等。

1. 患者膳食管理

患者膳食是医院最常见的营养管理方式。医院常见的患者膳食有基本膳食和治疗膳食。基本膳食包括普食、软食、半流质、流质四种膳食。而治疗膳食则包括高热量、高蛋白质、低蛋白质、低胆固醇、低盐、无盐低钠、高纤维素、糖尿病膳食等。治疗膳食根据患者的生理状况和病情需要来调整膳食的成分和质地,从而满足患者每日的能量和各类营养素需要,以达到辅助疾病治疗和促进健康的目的。此外,医院中有些特殊检查需要调整膳食来辅助检验和诊断疾病,此类膳食称为试验膳食。常见的试验膳食有胆囊造影膳食、潜血试验膳食、肌酐试验膳食、葡萄糖耐量试验膳食等。

2. 营养制剂管理

对于不能经口进食的患者,医院通常会采用由营养科、专门制剂厂或药厂按配方加工的营养制剂进行支持治疗。按供给的途径可以将其分为肠内营养和肠外营养。

肠内营养(enteral nutrition,EN)包括经口和经喂养管(鼻胃管、鼻肠管、胃造瘘、空肠造瘘等)提供代谢所需的营养物质。肠内营养制剂根据患者肠道功能缺失和保留的情况,可分为将自然食物经粉碎加工后制成易于吸收的匀浆膳和根据患者需要直接将各种营养素混合配置无须消化即可直接被吸收的要素膳。肠外营养(parenteral nutrition,PN)也称静脉营养,是指通过静脉途径提供完全和充足的营养素,以达到维持机体代谢所需的目的,一般用于无法经胃肠道或经胃肠道摄取营养素不足的患者。相较于肠内营养,肠外营养见效更快,但肠内营养喂养方式在营养素的消化、吸收和利用更接近自然状态,更有利于维持肠黏膜结构和屏障功能的完整性。

3. 饮食治疗

饮食治疗即食疗,是通过进食来治疗和预防疾病的。中医讲"药食同源",在中草药中有很多是我们平时餐桌上常见的食物,如八角、茴香、枣、山药、桃仁、莲子、黑芝麻、蜂蜜、枸杞子等,这些都在国家卫生健康委员会公布的既是食物又是药品的名单中。在不同的药物、食材配比下,一道菜、一碗汤可以成为治疗疾病、促进健康的药膳。

4. 营养教育

营养教育是通过有计划、有组织、有系统的营养卫生知识教育活动来改善个体或群体的膳食行为,增加有利于健康的行为,减少或消除不良的膳食行为,从而降低营养相关危险因素所产生的不良结果。营养教育可以采用多种形式,如咨询、授课、宣传手册、视频或音频等。另外,实施方法也是多种多样的,可以一对一,实施个别教育,解决特定问题;也可以组成教育学习小组,小组成员互帮互助、相互分享、相互促进。开展地点也可以不拘一格,因地制宜展开。

5. 膳食补充剂

膳食补充剂是针对某些特定疾病、生理状态或特殊工作环境的人群,在正常膳食外,根据需要补充某些特定的营养素(非烟草)。膳食补充剂主要包括维生素类、矿物质类、天然药及其他植物类、氨基酸类、增加每日总摄入量来补充膳食的食物成分,以及上述产品的浓缩物、代谢物、有效成分、萃取物或组合等。

（三）营养评价

营养评价是通过专业手段和方法全面了解管理对象的营养状况，即管理对象是否存在营养不良、营养过剩以及其膳食习惯的状态。营养状况评价可以通过病史采集、体格检查、实验室检查和综合营养评定来实现。

1. 病史采集

病史采集包括采集管理对象的以下信息：①疾病史，重点是存在的影响营养的因素，如内分泌、肝脏、肾脏等系统或器官疾病。②膳食史，可以采用24小时膳食回顾或3天连续食物称重法，同时考虑食物的数量和质量，将能量、蛋白质和微量元素与推荐量进行比较。了解管理对象的饮食习惯，有无食物过敏或不耐受、消化吸收障碍等。③治疗史，包括代谢药、类固醇、免疫抑制剂、放疗、化疗等治疗。

2. 体格检查

体格检查是客观评价管理对象综合营养状况的主要方法。常用的指标有体重、腰臀比和皮褶厚度等。

（1）体重：是营养评价中最简单、直接而又可靠的指标。体重是脂肪组织与瘦体重之和。瘦体重是指骨骼、肌肉与血液等身体组织的重量之和。在水分恒定不变的情况下，体重可以反映身体的营养水平，尤其是与蛋白质和脂肪有关的能量水平。成人体重的评价表示方法：①理想体重（标准体重），理想体重（kg）＝身高（cm）－100（身高165cm以下者减105）。实测体重在理想体重±10%范围内为正常，±（10%～20%）为瘦弱或超重，超过20%者为肥胖，低于20%者为严重消瘦。②体重指数（body mass index，BMI）不仅能敏感地反映机体胖瘦程度，与皮褶厚度、上臂围等营养状况指标相关性也较高（表2-10）。其计算公式为BMI＝体重（kg）/身高的平方（m²）。

表2-10　中国成人体重指数和腰围界限值与相关疾病危险的关系

分类	BMI(kg/m²)	腰围		
		男：<85cm； 女：<80cm	男：85～95cm； 女：80～90cm	男：≥95cm； 女：≥90cm
体重过低	<18.5	—	—	—
体重正常	18.5～23.9	—	增加	高
超重	24～27.9	增加	高	极高
肥胖	≥28	高	极高	极高

注：相关疾病指高血压、糖尿病、血脂异常等。体重过低预示有其他健康问题。

在进行体重测量时应注意测量秤台要水平放置,最佳的测量时间为清晨。受试者空腹,排空大小便,不要在剧烈体力活动后,称重时穿薄衣服,赤足轻立于秤台中央,保持身体的平衡,不要晃动,上下体重计时动作要轻缓。电子秤读数精确到0.1kg,杠杆秤精确到10g,且使用前需矫正。测量体重时还需注意一些可能掩盖营养物质丢失的情况,如存在水肿、胸腔或腹腔积液、巨大肿瘤或器官肥大等。另外,日体重改变大于0.5kg应考虑是体内水分改变引起的,如服用利尿剂会造成体重丢失的假象。

(2)腰臀比:从表2-10中可以看出,除了体重,腰围也是一项重要的营养指标。腰围指腰部周径的长度,是目前临床上估计脂肪在腹部积蓄的最简单和实用的指标。一般认为,中国成人男性腰围≥85cm,女性≥80cm,个体患肥胖及相关疾病的危险性增加。同样从表2-10可见,BMI在正常范围者,腰围大于临界值时相关疾病的危险性亦会增加。同时使用腰围和体重指数可以更好地估计与多种相关慢性疾病的关系。腰臀比即腰围与臀围的比值,能较好地反映出内脏脂肪分布的严重程度,更直观地显示肥胖对身体造成的危害程度。亚洲人的脂肪不仅易累积于腹部,更容易进驻内脏,所以亚洲正常男性的腰臀比应小于0.90,正常女性应小于0.85,超过该指标可考虑为腹型肥胖。

测量腰围时让受试者直立,两脚分开30~40cm,正常呼气末用一个无弹性、最小刻度为1mm的软尺,于右侧腋中线髂骨上缘与第十二肋下缘连线的中点(通常腰部天然最窄的部位),沿水平方向围绕腹部一周,紧贴而不压迫皮肤,读数精确至1mm。测量臀围时让受试者两腿并拢直立,两臂自然下垂,皮尺水平放在前面的耻骨联合和背后臀大肌最凸处进行测量,读数精确至1mm。

(3)皮褶厚度:用于估计脂肪的存贮状况。一般皮下脂肪占全身脂肪总量的50%,因此可以通过皮下脂肪的量来推断全身的脂肪总量。常用的测皮褶的部位有三处。①三头肌部,左上臂背侧中点(即左肩峰至尺骨鹰嘴的中点)上约2cm。测量者站立于被测者后方,被测者上肢自然下垂进行测量。②肩胛下部,左肩胛下角下方约2cm处。③腹部,距脐左方1cm处,将皮肤连同皮下组织与正中线平行捏起进行测量。④上臂围,上臂中点的周长,用卷尺测量。⑤上臂肌围,是评价总体蛋白储存的较可靠的指标。上臂肌围(cm)=上臂围(cm)-0.314×三头肌部皮褶厚度(cm)。其中,以三头肌皮褶厚度(triceps skinfold thickness,TSF)最为常用。TSF的正常参考值,男性为11.3~13.7mm,女性为14.9~18.1mm。实测值相当于标准值的80%~90%为轻度营养不良,60%~80%为中度营养不良,<60%为重度营养不良。

3. 实验室检查

通过检查受试者的体液或排泄物中所含的营养素、营养素代谢产物或与之有关的化学成分,来确定体内营养的水平。实验室检查对于营养不足状态的早期发现和及时防治具有重要意义。其提供的是客观数据,可以明确哪一种营养素缺乏。常用的用于评价营养状态的实验室检查项目如下。

(1)血细胞检查:包括血细胞比容、血红蛋白浓度、红细胞计数、白细胞计数、淋巴细胞分类及其计数。

(2)血浆蛋白:包括白蛋白、球蛋白、前白蛋白、转铁蛋白、视黄醇结合蛋白、纤维结合蛋白。

(3)血浆氮:包括血清尿素氮、肌酐、尿酸。

(4)血浆脂类:包括总胆固醇、三酰甘油、低密度脂蛋白胆固醇及高密度脂蛋白胆固醇。

(5)血浆电解质:包括 K^+、Na^+、Cl^-、Ca^{2+} 等电解质。

(6)维生素及维生素依赖性物质:包括血浆中的维生素 A、维生素 E、1,25 二羟维生素 D、维生素 K、维生素 C 以及维生素 B_2,尿中的硫胺素、维生素 B_1、N - 甲基烟酰胺,红细胞中的转酮酶和谷胱甘肽还原酶。

(7)矿物质:包括血浆中的铁、锌、铜和锰,尿中的钠、锌、铜、锰及磷。

(8)尿中氮:包括尿素、肌酐、尿酸、羟脯氨酸、3-甲基组氨酸。

4.综合营养评定

在一些情况下,为了能及时了解受试者的营养状况,会选用一些主观参数对受试者进行营养评价。

(1)主观全面营养评价法(subjective global assessment,SGA):是 Detsky 在 1987 年首先提出的,是根据病史和体格检查结果进行营养评估的一种主观评估方法,其理论基础是身体组成改变与进食改变、消化吸收功能改变、肌肉消耗、身体功能及活动能力改变等相关联(表 2 – 11)。这一方法,简便易行,在临床上广泛使用。

表 2 – 11 主观全面营养评价法的主要内容与评定标准

指标	A 级	B 级	C 级
1.近 2 周体重改变	无/升高	减少 <5%	减少 >5%
2.饮食改变	无	减少	不进食或低热量流质
3.胃肠道症状(持续 2 周)	无/食欲不减	轻微恶心、呕吐	严重恶心、呕吐
4.活动能力改变	无/减退	能下床走动	卧床
5.应激反应	无/低度	中度	高度

指标	A 级	B 级	C 级
6.肌肉消耗	无	轻度	重度
7.三头肌皮褶厚度	正常	轻度减少	重度减少
8.踝部水肿	无	轻度	重度
上述 8 项中,至少 5 项属于 C 或 B 级者,可分别定为重度或中度营养不良			

（2）微营养评定（minisize nutrition asseseement,MNA）：是一种简单、快速、适用于评价老年人营养状况的量表,主要用于评价营养不良存在的风险。

评估内容：①人体测量,即 BMI、臂肌围、小腿围、近 3 个月体重丢失四项。②饮食评价,如食欲、餐次、食物类型及液体摄入量、自主进食情况等六项。③整体评定,如生活类型、医疗及疾病情况、用药情况、活动能力、神经精神疾病等六项。④自我评定,即对自身健康及营养状况的评价两项。

以上 18 项总分为 30 分。评分标准：MNA≥24,表示营养状况良好；17≤MNA≤23,表示存在发生营养不良的危险；MNA<17,表示确定存在营养不良。

四、常见慢性病的营养管理原则

（一）高血压患者的营养管理原则

1.营养管理目标

改变不良生活方式,消除不良行为和习惯。饮食上要限钠、限脂,控制体重,保证钾、钙、镁摄入。戒烟限酒。

2.膳食制订原则

（1）限制能量,维持体重：适当降低能量摄入有利于降低收缩压和舒张压以及胆固醇的浓度。控制脂肪摄入,一般不超过总供能的 25%。增加优质蛋白的摄入量,其中大豆蛋白对降低血浆中胆固醇水平有显著的作用。奶及奶制品有利于降低血压、血小板凝集和胰岛素抵抗。

（2）限制钠盐：是控制血压升高最重要的方法之一。推荐每日食盐摄入量<5g。膳食中的钠 80% 来自各种调味品和腌制品,故推荐高血压患者改变烹饪方式,采用蒸、煮、炖、焖的方式,避免煎、炒、熏、烤。限制食用腌制品、酱类调味品和干制海产品,可以用醋、番茄汁、柠檬汁等调味料或者有天然气味的食物（如香菇、薄荷、香菜、葱、蒜等）改善

低盐饮食的风味。

（3）补充钾和钙：研究证明，钾的摄入量与心血管意外呈负相关，推荐每日钾摄入量为 3.5～4.7g。钾含量较高的食物有红茶、绿茶、麸皮、赤豆、扁豆、冬菇、竹笋、紫菜等。钙可以增加尿钠排出，调节交感神经而降低血压。奶和奶制品是食物钙最主要的来源。

（4）限制饮酒，增加活动：饮酒会增加高血压患者发生脑卒中的危险，故提倡高血压患者戒酒。如不能戒除饮酒，男士每天饮酒酒精含量应不超过 25g，女士不超过 15g。进行有规律的有氧运动，控制体重，每周 3～5 次，每次 30～60 分钟。可根据身体情况和喜好的项目制订个体化运动计划。

（二）糖尿病患者的营养管理原则

1. 营养管理目标

通过健康饮食和运动，改善营养状况，保持理想的代谢值，控制血糖、血脂和血压，以预防糖尿病并发症的发生、发展。

2. 膳食制订原则

（1）控制总能量摄入：是糖尿病营养管理的首要原则。根据患者体型和体力活动决定每日能量供给量，见表 2－12。体型可通过理想体重或 BMI 来评估。活动量包括轻体力劳动、中体力劳动和重体力劳动。每日总能量的计算方法为每日总能量（kcal）＝标准体重（kg）× 每日能量需要量（kcal/kg）。1kcal 约为 4.186kJ。

表 2－12　不同劳动强度者的每日能量需要量（kcal/kg）

体型	休息状态	轻体力劳动	中体力劳动	重体力劳动
消瘦	20～30	30～35	35～40	40～50
正常	20～25	25～30	30～35	35～45
肥胖/超重	15～20	20～25	25～30	30～40

（2）产能营养素：控制碳水化合物摄入，每日摄入碳水化合物供能占总供能的 45%～60%。膳食纤维摄入应高于一般人群，推荐 25～30g/d。尽量不用蔗糖，大量果糖利于血脂代谢。每克酒精可产生 7kcal 能量，不推荐糖尿病患者饮酒。

脂肪摄入供能占总供能的 25%～35%，超重或肥胖者控制在 30% 以内，植物脂肪应占摄入总脂肪的 40% 以上，限制饱和脂肪酸（不超过总供能的 10%），可以以单不饱和脂肪酸代替。烹调油每日限量为 18～27g。胆固醇摄入量应 <300mg/d。增加 $\omega-3$ 多不饱和脂肪酸的比例，推荐每周吃 2～4 次鱼类。

在肾功能正常的情况下,保证蛋白质摄入供能占总供能的15%~20%。推荐优质植物来源蛋白,如大豆蛋白。高蛋白膳食在短期内(3个月)有助于减轻体重,但肥胖或超重者不推荐长期应用。一旦有肾功能损伤,应控制蛋白质的摄入,摄入量为0.6~0.7g/(kg·d)。

(3)平衡膳食,个体化调整:根据总能量管理要求和个人喜好制订个体化的膳食食谱。力求食物来源多样化,主、副食搭配。三餐能量分配可按1/3、1/3、1/3或1/5、2/5、2/5比例进行。可采用蒸、煮、烧、烤、凉拌的烹饪方法,避免油炸。

(三)COPD患者的营养管理原则

1.营养管理目标

通过膳食管理保持良好营养状态,维持体重,增强呼吸功能,改善体力活动,增强机体免疫力,预防并发症的发生。

2.膳食制订原则

(1)充足能量,纠正营养不良:COPD患者具有超高能量代谢的特点,主要是因为COPD患者每天呼吸的耗能达到430~720kcal(1799~3012kJ),几乎是正常人的3~5倍。机体内分泌紊乱,部分药物增加能量消耗,合并呼吸道感染导致代谢分解增加,这些因素都会使得COPD患者能量需求增大,摄入与消耗失衡。推荐每日能量供给为1800~2400kcal。可按照以下公式进行计算:

每日能量供给=基础能量消耗(BEE)×校正系数×应激系数×活动系数

其中,BEE采用Harris-Benedict公式计算:

男性BEE(kcal/d)=66.47+5.0×身高(cm)+13.75×体重(kg)-6.76×年龄(岁)

女性BEE(kcal/d)=655.1+1.8×身高(cm)+9.6×体重(kg)-4.7×年龄(岁)

矫正系数:男性为1.16,女性为1.19。

应激系数:体温正常取1,38℃取1.1,39℃取1.2,40℃取1.3,41℃取1.4。

活动系数:卧床为1.2,下床轻度活动为1.3,中度活动为1.5,剧烈活动为1.75。

(2)三大产能营养素:碳水化合物、脂肪和蛋白质产生的呼吸熵分别为1、0.7、0.8,大量碳水化合物可增加CO_2的产生,引起或增加CO_2潴留的可能,诱发呼吸困难。故COPD患者碳水化合物供能占总供能的50%~55%为宜,每日保证50~100g碳水化合物的摄入。

保证蛋白质供给,促进正氮平衡。COPD患者蛋白质分解亢进,需要增加食物中蛋白质的供给,每日蛋白质供给为1.2~1.5g/kg,占总能量的15%~20%。因脂肪是三大产能营养素中呼吸熵最低的,在体内产生的CO_2最少,故在应激状态下可适当增加脂肪的摄入(占总能量的40%~50%),以保证能量供给。但在稳定期,尚无证据表明其优势。可以选用中链脂肪酸代替部分长链脂肪酸,更有利于消化和正氮平衡的恢复。

(3)其他营养素:及时补充各种维生素和微量元素,尤其是维生素 C、维生素 E、磷、钙、钾的补充。控制液体摄入,防止加重体液潴留和心脏负荷。若存在脱水征象或使用呼吸机引起体液丢失过多时,应增加液体供给。

(4)少量多餐:每日可供4或5餐,每餐间隔2~3小时。可选择质地软且易于消化和吸收的食物。

(四)肿瘤患者的营养管理原则

1. 营养管理目标

通过提供适当的营养底物,减轻代谢紊乱和能量消耗,改善机体生理及免疫功能,降低中断治疗的风险,减少或避免治疗引起的副作用,改善症状,提高生活质量。

2. 膳食制订原则

(1)充分能量供给:大部分肿瘤患者处于高代谢状态,能量消耗明显增加,体重下降,容易发生恶病质。肿瘤患者能量代谢根据肿瘤发生部位、疾病的阶段、治疗和是否有体力活动等情况而定,可按照25~30kcal/(kg·d)供给。少食多餐,选择营养能量密度高的食物,及时口服肠内营养补充剂。

(2)三大营养素:肿瘤患者瘦体重丢失明显,补充蛋白质十分重要,目标需要量为1~2g/(kg·d)。保证能量的同时,充足的蛋白质补充可以促进患者肌肉蛋白的合成,纠正负氮平衡,修复损伤组织。首选含有优质蛋白的食物,如奶类及其制品、蛋类、鱼、虾、禽类、瘦肉和豆制品。奶类每天250mL,蛋类每天1个。其他优质蛋白食物保证每餐1或2种,50~75g。

肿瘤患者葡萄糖氧化和利用降低,葡萄糖转化增强,胰岛素抵抗和胰岛素分泌不足。然而在碳水化合物不足的情况下,肿瘤组织可通过利用蛋白质、脂肪及其他代谢产物进行糖异生获得能量,故必须保证机体碳水化合物的基本供给,一般以50%~55%为好。减少精制主食,增加杂粮、薯类、杂豆类。可参考《中国居民膳食指南(2022)》中碳水化合物下限供给。

提高脂肪摄入对肿瘤患者尤其是存在胰岛素抵抗的患者是有益的。选择富含中链脂肪酸的食物,有利于机体蛋白质合成,改善营养状况。可选用含有单不饱和脂肪酸较多的橄榄油、坚果、芝麻等和多不饱和脂肪酸较多的鱼肉、核桃、大豆油、葵花籽油等。

（3）其他营养素：一些维生素、膳食纤维以及矿物质摄入的不足都是引发肿瘤的危险因素，因此肿瘤患者必须补充生理需要的维生素和微量元素。蔬菜和水果是最好的维生素来源，要保证每天 400～500g 的摄入量。必要时可以增加维生素及含有矿物质的营养补充剂。

第五节　慢性病的康复管理

一、康复及其相关概念

所谓康复，指的是帮助患者最大限度地达到与其生理或解剖受损、环境限制和生活计划相称的躯体、心理、社会、职业、娱乐及教育潜能，提高生存和生活质量的过程。在这一过程中，患者和其家庭与专业康复人员协同合作，确定符合现实的目标，制订并实施相应的计划以使患者获取最佳功能。

康复管理强调向患者提供全面的、综合性的康复服务。各种慢性疾病如慢性支气管炎、肺心病、高血压、冠心病、心力衰竭、慢性肾衰竭、肝硬化、类风湿关节炎、糖尿病、骨质疏松、脑卒中、肿瘤等患者大都存在着不同程度的身体功能障碍，影响其日常生活和就业能力。实践中通常由来自不同的相关学科的专业人员组成康复小组负责实施，小组成员通常包括康复师、康复护士、物理治疗师、作业治疗师、矫形师、社会工作者、心理工作者等。小组成员通过彼此的协作与交流，渗透与交叉性训练患者，使患者重新学习新的技能和生活方式，增强运动能力，改善身体功能。研究已经证实，在慢性功能障碍患者的康复中，协调良好的小组工作模式比各自为政的康复模式效果要好。

康复管理与治疗的目标不尽相同。患者的疾病被治愈或好转即可出院，因此出院往往意味着治疗的结束。而康复管理不仅要使各类慢性病患者的身体功能恢复到可能达到的最大限度，而且还要帮助他们重返社会生活。康复管理很难使患者经过某些常规治疗之后短时间内立竿见影，它是一个渐进的过程，需要持久的治疗训练。康复专业人员应使患者和家属认识到康复的特殊性、艰巨性和漫长性。

慢性病病程迁延，多伴有躯体或心理功能障碍。康复管理由医院向社区和家庭延伸是发展的必然趋势，最终形成"医院—社区卫生服务中心—社区卫生服务站—家庭"的康复模式。实践证明，社区康复管理服务面广、实用易行、方便快捷、费用低，可以解决大部分慢性病患者的康复问题。

二、慢性病康复管理工作的内容

康复管理工作的主要内容是康复评定和康复治疗。

(一)康复评定

康复评定(rehabilitation assessment)是康复治疗的基础,没有评定就无法规划康复治疗、评价康复治疗。康复评定不是寻找疾病的病因和诊断,而是客观、准确地对慢性病患者的功能状态及潜在能力进行评测以确定患者目前功能障碍的程度、残存功能及潜力,为制订康复治疗计划、判断疗效提供依据。这种评定可以用仪器也可以不用仪器,在治疗的前、中、后各进行一次,根据评定结果制订、修改治疗计划和对康复治疗效果与结局做出客观评价。康复管理始于评定,止于评定。

(二)康复治疗

康复治疗(rehabilitation therapy)是根据康复评定所明确的情况和程度设计康复治疗方案,并运用康复治疗技术实施的过程。作为康复医学的主要治疗手段,康复治疗技术是随着科技和社会的发展在继承古今中外医学治疗手段的基础上逐渐发展起来的。现代康复治疗技术涉及的学科与技术领域包括生理学、康复医学、康复工程、生物医学工程、电子工程、生物力学、机械工程、辅助技术、康复咨询、康复评价、神经科学、言语病理学、作业疗法、物理疗法、特殊教育、法律、社会保障体系、社会学等,内容相当广泛。

1. 康复治疗对慢性病的作用

(1)促进身体功能改善与恢复:慢性病患者通过康复治疗,可增强肌力和耐力,改善异常的肌张力;维持正常的关节活动范围,防止关节及肌肉组织挛缩、萎缩,保持各种运动的柔和性、协调性和灵巧性;减轻患者身体的疼痛,消肿消炎,提高免疫力,促进身体恢复。

(2)促进日常生活与活动能力的提高:部分慢性病患者完全或部分丧失了日常活动能力,康复治疗能使患者重新获得已失去的日常生活与活动能力,建立新的活动技巧,掌握自助具的使用方法,在不依靠他人的情况下独立完成所需的活动。

(3)促进社会适应性提高:慢性病可导致部分患者因躯体功能永久丧失或减退,无法满足生活、工作和社会活动的实际要求,可以由康复治疗师设计制作必要的辅助器具如自助餐具、助行器、配有特殊装置的衣服、特殊的桌椅等帮助患者重回社会,找到新的适合的工作岗位。

2. 康复治疗技术在慢性病中的应用

（1）物理治疗（physical therapy，PT）：是使用物理因子力、电、光、声、磁、水等治疗疾病、恢复与重建功能，是康复治疗的主要手段。物理治疗可以减轻各种慢性病引起的疼痛，预防与矫正慢性病引起的功能障碍，以及最大限度地恢复患者的肌力、活动能力和协调能力。

运动训练法：以功能训练为主要手段，以手法和器具（器械）为载体，指导患者进行各种有针对性的体力活动训练，以改善患者全身或局部的功能状况，达到恢复、改善或重建躯体功能，是物理治疗的主要部分。①运动治疗包括增强肌力、耐力和力量的训练，灵活性的训练，平衡与协调性的训练，心、肺功能的训练，神经系统训练等。②按摩推拿治疗包括我国传统按摩、西方按摩、自我按摩等；③牵引治疗包括躯干牵引、肢体牵引、持续牵引、间歇牵引等。运动训练可以增强因疾病后遗症引起的身体功能退化，提高肌力、耐力，防止肢体挛缩，改善运动组织的血液循环和代谢能力；增强灵活性，增强平衡能力与协调性，通过呼吸及训练以增强心、肺功能和呼吸功能；改善关节活动范围，放松肌肉，纠正躯体畸形，止痛，维持与恢复运动器官的形态和功能。

电疗法：是利用直流电流或不同频率的脉冲电流治疗疾病的方法。适应证十分广泛，冠心病、各种急性和慢性损伤、各类关节炎与关节病、各种急性和慢性疼痛、栓塞性静脉炎、慢性淋巴腺炎、胃炎、肠炎等都可以治疗。电疗法可以扩张局部血管，改善血液循环；改善细胞代谢，使组织再生和愈合能力增强；影响组织水分，诱发肌肉产生收缩，增加肢体功能活动能力，恢复被刺激肌肉或肌群功能；止痛、兴奋、催眠、镇静、镇痛和缓解痉挛的作用；促进炎性产物的排出；调整自主神经（对有关反射区进行通电，通过反射途径影响中枢神经、头颈部及胸腔器官的功能状态）。

光疗法：是以人工光源或日光辐射能量治疗疾病的方法。光疗法所采用的人工光源有红外线、可见光、紫外线、激光四种。光疗主要的生物学作用是热作用，可使局部组织血管扩张，局部血液循环得到改善，加速伤口愈合；有利于代谢产物和病理产物的清除，促进局部渗出物的吸收及致痛物质的清除，具有消肿消炎的作用；可以增加吞噬细胞的活力，增强血管壁的通透性，改善肌体的免疫功能；降低感觉神经的兴奋性，使肌肉松弛，疼痛得以缓解；短波紫外线的杀菌作用最强，可使细菌代谢、生长、繁殖的能力受到抑制而死亡，故紫外线可用于消毒与治疗软组织表浅感染；多次小剂量紫外线照射后可使组织内形成小量组胺，刺激产生组胺酶，具有脱敏的功效；紫外线照射后，可促进钙、磷的再吸收，用以治疗佝偻病与骨软化症。

（2）作业治疗（occupational therapy）：是指有目的地应用某项活动，对不同程度丧失生活自理和职业能力的患者进行治疗和训练,使其恢复、改善、增强劳动能力与社会活动能力的一种技术和方法。适用于脑血管意外、颅脑损伤、脊髓损伤、神经肌肉疾病、周围神经病损、帕金森病、老年性认知功能减退、心血管疾病、COPD、糖尿病、类风湿关节炎等慢性疾病及后遗症。

日常生活能力训练:如进食、穿衣、用厕、行走等,是人们为了生活自理而必须每天反复进行的活动。如类风湿关节炎患者手部出现畸形,脑卒中患者后遗症引起肢体障碍,糖尿病患者糖尿病足或皮肤损伤,必然会造成患者日常活动困难,独立性下降。需进行日常生活能力训练,教会他们如何提高生活自理能力,在不依靠他人的情况下独立完成所需的日常活动。

生产劳动性活动:生产劳动性活动与日常生活能力训练和运动训练一起,可增强肌力和耐力,维持正常的关节活动,保持各种运动的柔和性、协调性和灵巧性,还可以通过劳动促进患者回归社会的自信心。

休闲文娱训练:如下棋、球艺、垂钓等娱乐性及音乐、园艺、书法、雕刻等艺术性活动。这些活动可调节心理状态,维持患者与社会的融合,使其适应环境、保持积极向上的心理状态。

(3)心理康复:专指经过专业训练的治疗师运用心理治疗的有关理论和技术,对患者进行帮助,用以消除、矫正或缓解症状,调整异常行为,使患者产生如情绪的、行为的或认知的改变,消除或缓解某些问题和障碍,促进人格积极成长和发展。心理治疗和康复的其他手段一样是一个过程,而不是一蹴而就的治疗。

(4)中国传统康复:中国传统康复治疗技术是以中医理论为基础,以减轻患者病痛和改善患者运动功能、感觉功能、认知功能、言语功能、生活自理能力及提高生活质量等为目的的一系列传统康复治疗措施与方法。针刺和艾灸是临床最常用的传统康复技术。它们不仅历史悠久、源远流长,而且种类繁多、内容丰富、方法奇特、疗效显著。传统康复治疗技术在我国康复医学中具有重要的地位与作用,它使我国康复医学学科更加完善和具有特色。

(5)康复护理:美国护士和康复护士协会于1988年将康复护理定义为康复护理是职业护理实践的专业领域,用于诊断和治疗个人或群体对于功能和生活模式改变引起的现实或潜在的健康问题的反应。康复护理的目标是按照以人为本、整体护理和全面康复的原则,通过护理工作,从生理上和心理上为患者提供一个有利于康复的环境,创造有利于康复的条件。

三、慢性病康复工程

(一)康复工程的相关概念

康复工程(rehabilitation engineering,RE)全称为生物医学康复工程,是生物医学工程领域中的一个重要分支。康复工程技术是指工程技术人员在康复医学临床中,运用工程技术的原理和各种工艺技术手段,对人体的功能障碍进行全面的评定后,通过代偿、替代或辅助重建等方法来矫治畸形、弥补功能缺陷、预防和改善功能障碍,使功能障碍患者最大限度地实现生活自理和提高生活质量,重返社会。康复工程技术是一门医学与工程学相结合而产生的应用性科学技术,也是一门集医学、机械学、材料学、生物学、生物力学、电子学、社会学、控制论与信息科学等于一身并与康复事业相结合的跨学科的、综合性的、新兴的、边缘性的科学技术。对于慢性病患者而言,它可以替代失去的功能,如假肢能使截肢患者重新站立、行走、骑车和负重劳动;补偿减弱的功能,如助听器能使具有残余听力的失聪患者重新听到外界声音;恢复、改善缺失和减弱的功能,如偏瘫患者可以借助康复训练器具的不断训练,重新站立行走。

(二)康复工程技术产品在慢性病中的应用

1. 轮椅

轮椅是使老、弱、病、伤残者实现生活自理的一种重要康复工具。许多老、弱、病、伤残者虽然丧失了行走功能,但借助轮椅可以自由活动、料理家务,甚至胜任适当的工作。他们除了利用轮椅作为代步工具外,还可以通过轮椅锻炼身体,以增强大脑皮质压缩的协调关系,改善心血管系统的功能,减少并发症的发生,提高他们对生活的信心。

2. 助行器

助行器是指辅助人体支撑体重、保持平衡和站立行走的工具和装置。助行器的功能:保持身体平衡;支持体重;增强肌力,减轻下肢负重;辅助行走,增加步行时的稳定性;其他如偏盲或全盲时用作探路器。

3. 自助器

自助器是为了帮助身体功能障碍患者完成日常生活活动而设计的简单器具。使用自助具可达到:代偿因关节活动受限、肌肉无力或瘫痪所导致的部分运动功能障碍;代偿因不自主运动所导致的运动功能障碍;代偿部分感觉功能障碍;增加物体或器皿的稳定性以便于使用;在各种不同的体位对患者的身体给予支持;帮助患者进行信息交流及社会交往等。

4.矫形器

矫形器是用于改变神经、肌肉、骨骼和关节系统的功能特性或结构的体外装置。矫形器分为上肢矫形器、下肢矫形器和脊柱矫形器等。矫形器的功能:限制关节、肢体的异常活动,稳定关节,恢复肢体承重功能;对病变肢体或关节完全限制活动,加以保护,促进痊愈;预防、矫正骨与关节的畸形;抑制站立、步行中的肌肉反射性痉挛;改进身体功能,改善日常生活质量与工作能力。

四、慢性病康复管理的新发展

近年来,随着计算机、互联网和无线通信等技术与康复医疗的交互发展,各种新型的康复技术和康复器械应运而生。以微电子技术为核心、信息技术为标志,具有科学化、群体化、智能化、生态化等特征的技术革命,综合、协调地运用新的康复方法,引领和推动着康复医学的发展。如云康复与人工智能、可穿戴设备、虚拟现实技术等已经被广泛应用于康复治疗领域。

1.云康复与人工智能

云康复是"人工智能＋互联网＋康复",即基于人工智能的远程康复体系,通过包含有智能算法和基本数据库的远程康复设备,在医务人员的辅助下完成的远程康复治疗。与既往的远程医疗模式不同,云康复是一种以智能化远程设备为主导、医务工作者灵活参与指导康复实施的新模式。其组成包括既往患者治疗数据(大数据)、康复医学技术训练和人工智能的成熟运用(深度神经网络)、互联网等。有一台电脑或手机、互联网、摄像头和交互设备就可以为患者提供治疗,具有实时性、交互性和灵活性等优点。利用互联网实现医院、社区和家庭互通互联共享,提高康复服务效率。云康复强调模块化、循证证据和数据库的充分利用,利用大数据对各类康复数据进行挖掘分析,可在康复需求的评估、康复服务的决策、康复资源的管理、康复过程的监控等方面发挥重要作用。康复对慢性病的治疗是一个长周期过程,云康复是开展社区康复和家庭远程康复的最佳模式,具有重要的经济价值和深远的社会意义。

2.可穿戴设备

可穿戴设备是指可以穿戴或佩戴在人身体上的设备的总称。随着传感技术和无线区域网技术的不断发展,移动化、便捷化、高效化的可穿戴设备,被越来越广泛地应用于功能康复、康复评定及远程监测中。可穿戴设备具有结构简单、体积小、便于人体穿戴、不受空间范围的限制、测试更接近人体真实的运动状态等优点。应用于慢性病的康复管理中具有以下优势：便捷的评定流程与操作；客观、定量的评定结果；数据化的结果保存；患者可自主评定，适用于社区和家庭康复。

可穿戴设备在康复中的应用主要是通过运动型传感器（包括陀螺仪、加速度计、压力和磁力等传感器）来识别人体活动、分析相关的数据，并提取出特征值以行康复评定的。常用的可穿戴设备有肢体运动功能评定设备、手运动功能评定设备、关节活动度的评定设备、平衡功能评定设备、日常活动识别与评定设备等。

3. 虚拟现实技术

虚拟现实（virtual reality，VR）技术是近年来出现的基于传感器和软件模块的特殊计算机仿真系统。它不仅提供了与真实世界相似的训练环境和有意义的任务需求，还能在康复训练前后对患者的功能状态进行量化评估。虚拟现实技术的产生可直接施加于使用者的视觉、听觉和触觉感受，通过在现实环境中难以控制和量化的精确的感觉回馈和任务取向性训练，刺激人体对虚拟的环境或物体进行交互观察与控制，并与人的主观感觉相一致，在此过程中进行康复训练，改善患者相应的功能障碍。患者可以身临其境地进行活动，即使在作业中出现失误，也不会对患者身体造成伤害。虚拟现实技术以多种反馈形式激发和维持患者重复练习的主动性，可达到现实训练中无法实现的康复效果。

虚拟现实技术在康复医学领域有着广阔的应用前景，目前主要应用于脑卒中等疾病的认知功能康复、步行功能康复、平衡功能康复、上肢运动功能康复。由于治疗及操作系统基于传感器、头盔式屏幕、计算机等设施，其载体的特征使得虚拟现实技术能够运用于云康复中，是康复领域重要的发展方向。

4. 康复机器人

康复机器人是能够自动、智能化地执行任务，帮助患者进行科学康复训练的智能设备，可以模拟甚至部分替代传统治疗。其适用于慢性病导致的不同程度运动障碍的患者，具有良好的运动重复性，并且能够记录肢体活动时的运动学及动力学参数，客观定量地评估其功能改善情况。康复机器人主要包括上肢康复机器人、下肢康复机器人和基于网络的远程康复机器人。上肢康复机器人适用于慢性病患者遗留的上肢功能障碍，可以通过大量、重复的运动刺激对患者进行早期功能锻炼和日常生活锻炼；下肢康复机器人能为患者提供包括站立训练、行走训练和平衡训练等的生理训练模式，模拟正常运动轨迹辅助患者训练，并且可以承担一部分人体的重量，训练下肢肌肉，恢复神经系统对行走功能的控制能力；远程康复机器人结合了康复机器人和远程通信技术，康复人员利用远程康复机器人能够远程指导康复治疗,使患者进一步恢复其神经功能。远程医疗客户端可以同时接收来自不同地点的机器人在运行过程中的信息,实现康复人员的远程监控与信息管理。

第六节　慢性病的心理护理

WHO 已提出,健康是指身体、心理和社会功能上处于完满状态,而不仅仅是没有疾病和虚弱状态,即健康包括身体、心理、社会三个层面。现代医学和心理学表明,许多疾病都与心理因素相关,心理、精神因素不仅能引起精神疾病,也能扰乱人体各个器官系统的正常功能,导致躯体发生各种疾病。心身相应是指人的心理和生理是一个统一的整体。大量资料表明,心理因素会不同程度地影响一些心身疾病的发生、发展和转归。如不良的心理因素对高血压、心脏病等心血管疾病有一定的影响,还可影响胰岛素的分泌;不良的心理因素与胃癌、食管癌、乳腺癌、宫颈癌等恶性肿瘤的发生存在着一定的联系。长时间的恐惧、焦虑等不良情绪可引起神经性消化不良、失眠、头痛、胃溃疡等。良好的心理状态对于患者中枢神经系统具有积极作用,能够有效促进新陈代谢,增强机体免疫力,促进康复。慢性病患者处于不良心理状态时可导致病情加重,使日常生活质量受到影响。因此,慢性病的心理干预已成为不容忽视的课题。

一、心理健康状态

心理健康是指没有心理障碍,有良好的社会适应能力,且个体心理活动在自身及其环境许可的范围内所能达到的最佳功能状态。一般情况下心理健康包括七个方面:①智力正常;②情绪稳定、乐观、心境良好;③具有和谐的人际关系;④心理、行为符合年龄特征;⑤意志力发展良好,自控力较强,有较好的适应能力;⑥具有正常的行为和协调的个性;⑦行为反应适度。

二、慢性病患者的心理特点

慢性病由于病程较长、病情易反复和患者需要长期接受治疗的特点,容易引发各种不良心理情绪,以促使病情发展,形成恶性循环。

1. 失落感

大部分患者由于长期承受病痛折磨,心理状态受到严重影响,易出现失落感,使患者对自身价值产生怀疑;由于长期受到疾病影响,对于年龄较大的患者而言,生活自理能力退化后需要接受家属或者医护人员的长期帮助,可进一步加重失落感。

2.抑郁与焦虑

患者因为慢性病反复、急性发作,心理压力较大,容易产生抑郁、焦虑等不良心理情绪,可导致治疗的依从性受到影响,进而影响治疗效果。由于长期饱受疾病的困扰,患者普遍对治疗的长期性缺乏足够的认识或存在较为悲观的心理反应。一些患者在得知自己患癌后,可由恐惧到悲哀,最后绝望。患有慢性病后需长期接受治疗,患者家庭需承担较高的治疗费用,对一些年龄较大的患者而言,往往需要子女提供经济上的援助,导致心理压力增大,进一步影响身体健康与心理状态。

3.孤独寂寞

一些慢性病患者需要长时间住院治疗,在此期间可能出现和亲人相聚时间较少、探望人数较少、与其他患者交流不多等情况,使得患者出现孤独寂寞的感受,表现为无所事事、情绪低沉、常常卧床等。

三、慢性病患者的心理护理

(一)高血压患者的心理护理

高血压患者的心理表现一般是紧张、易怒、情绪不稳,这些都是血压升高的诱因。患者可通过改变自己的行为方式,培养对自然环境和社会良好的适应能力,避免情绪激动及过度紧张、焦虑,遇事要冷静、沉着;当有较大的精神压力时应设法释放,向朋友、亲人倾吐或参加轻松愉快的业余活动,将精神倾注于音乐或寄情于花卉之中,使自己生活在最佳境界中,从而维持稳定的血压。

(二)脑卒中患者的心理护理

人的心理活动是脑神经功能活动的表现。脑卒中会使脑神经功能受到损伤,常常带来不同程度的心理反应。如有的患者因肢体瘫痪生活不能自理,从而苦闷、自卑,面对生活整天抑郁、忧愁;年轻患者担心因肢体瘫痪而婚姻破裂,老年患者担心"久病床前无孝子"而暗自伤感;有的患者因治疗效果不理想而感到急躁、烦恼,甚至易怒。要帮助患者学会心理调节和自我控制的方法,正确对待疾病,树立战胜疾病的信心。为患者创造安静、舒适的环境,让他们保持愉快乐观的情绪,消除恐惧和悲观的情绪,摆脱一切杂念,积极配合医生治疗,坚持有效的主动锻炼和被动锻炼。家庭所有成员都应积极关心、体贴、尊重和谅解患者,绝不能在患者面前表现出烦躁、讨厌的情绪或有随意训斥、装聋作哑等行为,对待患者的合理需要,要尽量设法给予满足,使患者感受到家庭的温暖和关心爱护。

(三)冠心病患者的心理护理

文献资料表明,冠心病患者一旦确诊后,均有不同程度的心理压力,这会加快动脉硬化病变的进展,增加心脏突发事件的发生。冠心病患者应保持情绪稳定,避免大喜大悲或精神抑郁。随着"生物医学模式"向"社会—心理—生物医学模式"的转变,冠心病患者的治疗不仅仅是单纯用药就行,还要从心理和社会的角度给予患者治疗、安慰和鼓励,使患者在躯体上和精神上都得到治疗与康复。

护理人员需要循环监护病房,创造安静、舒适的治疗环境,控制声音、光线和颜色等各种不良环境因素。取得家属、亲友的配合,减少不必要的探视,避免家属的恐慌、悲伤而导致患者的情绪剧烈波动;护理人员要用善意的语言暗示,讲解疾病与情绪的内在联系,充分调动和发挥患者战胜疾病的主动性。

护士应通过医患沟通和心理咨询了解患者的发病原因,分析不良性格特征并引导纠正,帮助患者消除生活中的紧张性刺激,增强适应和应对能力。患者多因发作时心前区疼痛、胸闷而产生恐惧心理,应及时采取行之有效的措施予以解除,以促使心身健康的恢复。

如何保持乐观的心态,是患者最关心的问题。冠心病患者要在医护人员的指导和帮助下,积极解除心理障碍并保持乐观的心态。患者和家属应充分认识到心理因素在冠心病的发生、发展和转归中的重要作用,要充分调动患者积极的心理因素,提高战胜疾病的信心和勇气。患者应积极主动参与和配合治疗。随着医学模式的转变,治疗模式也必然发生变化。消极被动地接受治疗已不适用于冠心病患者,尤其是在冠心病的康复过程中,许多行之有效的康复手段都必须通过患者积极主动地参与并坚持才能完成,如戒烟限酒,改变之前的饮食习惯,每天坚持体育锻炼。患者积极参加有益于社会的、力所能及的活动,消除疾病对自己的困扰,放松心情,可增进心身健康,这能起到医院和医生所起不到的作用。切忌在出院后将自己封闭起来,整天闷在家中,不参加任何活动,不与任何人交往,这对疾病的康复极为不利。冠心病患者要利用多种方法和手段,积极调动和培养自己的某些兴趣和爱好,尽快转移病在自己大脑中的兴奋点,只要全身心地投入某种兴趣和爱好之中,就会转移大脑中的兴奋灶。

(四)糖尿病患者的心理护理

糖尿病的发生和发展与不良情绪之间有密切联系,生活中的不良情绪会影响人体的糖代谢水平,当情绪波动过大时,会引起不同程度的血糖升高,血糖升高又会使人烦躁不安、情绪不稳定,人体对血糖更加难以控制。如愤怒会导致肝脏的疏泄功能失调,肝糖原储备能力下降,从而导致血糖升高;过于忧虑会使脾胃运化失健,致使胃肠蠕动和消化腺分泌受抑制,甚至还会造成神经系统功能的失常,导致内分泌系统紊乱,影响血糖的控制。

造成糖尿病产生与发展的另一个因素就是心理应激。反过来,当糖尿病患者处于长期治疗过程中时,又会容易使其处于心理应激状态,非常不利于疾病的治疗。有些糖尿病患者在治疗过程中需要改变自身长期已经形成的饮食及生活习惯,也容易导致患者心理状态的变化,出现各种不良心理,这对糖尿病的治疗非常不利。从上述可以看出,不良的心理状态与糖尿病的发生、发展有着密切的关系。因此,心理护理对糖尿病的预防和控制就显得十分必要。恰当的心理护理能够改善糖尿病患者在发病过程中的紧张、压抑、烦躁等不良情绪,使患者能够在积极、乐观的心态下接受治疗,达到事半功倍的疗效。

糖尿病患者的心理护理主要包括以下几个方面。

(1)医护人员可通过闲谈、聊天的方式,了解糖尿病患者的所思所想,摸透其心理活动的特点,做到心中有数,进而有针对性地引导、消除患者的各种消极思想,帮助患者建立良好的心理状态,为治疗糖尿病做好心理准备。

(2)医护人员要根据糖尿病患者的疑惑,进行针对性的开导,把相关的医学知识传达给患者,使其明白疾病的相关原理,甩掉思想包袱,增强信心。同时应注意多给患者一些鼓励与安慰等,加强与患者的沟通与交流。

(3)把一些不良情绪、不利于糖尿病治疗的危害,通过说理的方式让患者认知,使其清楚地认识到其中的利害关系,从而引导和帮助患者培养良好的心态,戒除一些不良的习惯和情绪,使其心情得以平静,保持愉快。

(4)治疗糖尿病首先要对患者进行相关知识的教育。医护人员或家属应向患者介绍糖尿病的性质及治疗方法,提高患者的自控能力,使其明白如何防治、如何自我调整、如何配合医护人员以提高治疗的效果。只有在掌握疾病相关知识的基础上,才能尽可能地消除患者的焦虑。

(五)恶性肿瘤患者的心理护理

恶性肿瘤患者的情绪对其疾病的转归和生活质量都有直接影响。恶性肿瘤患者需要具备的情绪主要包括以下三方面。

(1)要有求生意志:也就是要有继续活下去的信念。求生是人的天性,是生命受威胁时的一种本能。求生欲望和求生意志不是一回事。求生欲望是一种本性,而求生意志并非与生俱来,它受到各种因素的影响,如患者的意志、性格等。有的人意志坚强,勇敢,坚韧不拔,能忍受常人忍受不了的痛苦和磨难,因此,能在别人放弃生存意志的情况下坚持斗争,从而获得成功。家属、亲朋好友和医务人员的鼓励,也会增强患者的求生意志,特别是其他患者在历尽艰辛最终战胜癌症的事迹,更能鼓舞患者的求生意志。

(2)保持乐观情绪:乐观情绪与求生意志并不悖行。有求生意志就有乐观情绪。癌症的发生与某些精神压力所造成的不良情绪之间有密切的关系,因此确认肿瘤是一种身心疾病。国外有研究发现,癌症不经治疗而自行消退的多见于性格外向、开朗、能发泄心中苦恼的患者;而情绪压抑、悲观、恐惧的癌症患者存活时间相对较短。

(3)具有斗争精神:手术、放疗、化疗是杀灭肿瘤细胞的主要手段。它们在消灭癌灶的同时,对正常细胞也会造成很大的损害,会给患者带来一定的痛苦。这就要求癌症患者要有与肿瘤抗争的斗争精神。强烈的求生意志,坚定的信念,良好的情绪,坚韧不拔的斗争精神,是战胜癌症的精神支柱和法宝。

综上所述,心理护理立足于现代心理学理论,通过护理过程中与患者的沟通使其不良心理状态得到改善,以促进疾病的良性发展。由于慢性病的发生、发展与心理因素存在较为密切的关联性,在临床护理中,需根据患者的心理特点采取相应的护理措施,通过个体化心理护理方法达到明确的干预效果。

第三章 高血压患者的管理

第一节 高血压的疾病学基础

一、概念

1. 定义

根据《中国高血压防治指南》(2018 年修订版),高血压的定义为在未使用降压药物的情况下,有 3 次诊室血压均高于正常,即收缩压(SBP)≥140mmHg 和/或诊室舒张压(DBP)≥90mmHg,3 次血压测量不在同一天。

2. 分类

临床上采用的分类方式有两种:基于诊室血压的高血压分类(表 3 - 1)和基于诊室血压、动态血压和家庭血压的高血压标准(表 3 - 2)。这些血压的定义适用于所有 >18 岁的成年人。

表 3 - 1 基于诊室血压的高血压分类

分类	SBP(mmHg)	和/或	DBP(mmHg)
正常血压	< 130	和	< 85
正常高值血压	130 ~ 139	和/或	85 ~ 89
1 级高血压	140 ~ 159	和/或	90 ~ 99
2 级高血压	≥ 160	和/或	≥ 100

表3-2 基于诊室血压、动态血压和家庭血压的高血压标准

分类	状态	SBP/DBP(mmHg)
诊室血压	—	≥140 和/或≥90
动态血压	24 小时平均值	≥130 和/或≥80
	白天(或清醒状态)的平均值	≥135 和/或≥85
	夜晚(或睡眠状态)的平均值	≥120 和/或≥70
家庭血压	—	≥135 和/或≥85

3. 风险评估

所有高血压患者都应进行心血管风险评估,可使用基于血压水平和其他危险因素的简易分类,具体见表3-3。

表3-3 基于其他危险因素、HMOD、疾病史评估高血压患者心血管风险的简化分类

其他危险因素、HMOD 或疾病	正常高值(mmHg) SBP 130~139 或 DBP 85~89	1 级高血压(mmHg) SBP 140~159 或 DBP 90~99	2 级高血压(mmHg) SBP≥160 或 DBP≥100
无其他危险因素	低危	低危	中危/高危
1 或 2 个危险因素	低危	中危	高危
≥3 个危险因素	低危/中危	高危	高危
HMOD、CKD 3 期、糖尿病、CVD	高危	高危	高危

注:HMOD(hypertension-mediated organ damage),为高血压介导的靶器官损害;CKD 为慢性肾脏病;CVD 为脑血管疾病。

其他危险因素包括年龄、高血压家族史、缺乏体力劳动、糖尿病、血脂异常等。

二、病因

高血压的病因是全世界科学家不断探索的难题。大部分高血压患者的病因至今仍未明确,为原发性高血压,约占95%;有约5%的表现为高血压患者是由于某些确定的疾病病因引起的血压升高,即继发性高血压。专家们普遍认为,高血压在不同个体间病因和发病机制不尽相同;高血压病程较长,进展一般较缓慢,不同阶段始动、维持和加速机制不同。由此可见,原发性高血压的病因通常是多种因素交互作用所导致的,其中遗传和环境因素尤为突出。然而环境与遗传因素是如何导致高血压发生发展的,具体作用机制尚不明确。总之,高血压是多因素、多环节、多阶段和个体差异性较大的疾病。

三、疾病影响因素

高血压发病原因不明确,研究者们从大量病例中总结出了影响因素,为临床治疗、护理提供了理论依据。

1. 遗传因素

高血压具有明显的家族聚集性。患有高血压的父母,其子女的发病概率高达 46%。高血压的遗传可能存在主要基因显性遗传和多基因关联遗传两种方式。在遗传表型上,不仅高血压发生率体现遗传性,而且在血压高度、并发症发生以及其他有关危险因素(如肥胖)等方面也有遗传性。

2. 药物作用

一些药物和物质会引起血压升高,拮抗高血压治疗的降压作用(表 3 − 4)。值得注意的是,这些物质对不同个体血压的影响可能差别较大,对老年、基础血压较高、正在进行降压治疗以及合并肾脏疾病的患者血压增加幅度更大。

表 3 − 4　加重和诱发高血压的药物及物质

药物/物质	对特定药物/物质的评价
非甾体抗炎药 (NSAID)	塞来昔布对血压无影响或最多可增加 3/1mmHg;非选择性 NSAID 可增加 3/1mmHg;阿司匹林不会使血压升高;NSAID 可以抑制前列腺素的合成,降低 β 受体阻滞剂的降压作用,合用时患者血压可升高
复合口服避孕药	高剂量雌激素(>50μg 雌激素和 1 ~ 4μg 孕激素)可增加 6/3mmHg
抗抑郁药	SNRI(选择性去甲肾上腺素和 5 − 羟色胺再摄取抑制剂)增加 2/1mmHg;三环类抗抑郁药增加患高血压的风险,比值比为 3.19;SSRI(选择性 5 − 羟色胺再摄取抑制剂)不会使血压升高
对乙酰氨基酚	每天使用对乙酰氨基酚使高血压的相对风险增加 1.34 倍
其他药物	如类固醇抗逆转录病毒疗法,血压升高的研究结果不一致

3. 饮食因素

不同地区人群血压水平和高血压患病率与钠盐平均摄入量呈显著正相关,但同一地区人群中个体间血压水平与摄盐量并不相关,摄盐过多导致血压升高主要见于对盐敏感的人群。钾摄入量与血压呈负相关。高蛋白质摄入属于升压因素。饮食中饱和脂肪酸或饱和脂肪酸与多不饱和脂肪酸比值较高也属于升压因素。饮酒量与血压水平呈线性相关,尤其与收缩压相关性更强。我国人群普遍缺乏叶酸,导致血浆同型半胱氨酸水平增高,与高血压发病呈正相关,尤其增加了高血压引起脑卒中的风险。

4. 生活习惯

(1)吸烟:可使交感神经末梢释放去甲肾上腺素增加而使血压增高,同时可以通过氧化应激损害一氧化氮介导的血管舒张反应引起血压增高。

(2)体重:体重增加是血压升高的重要危险因素。肥胖的类型与高血压发生关系密切,腹型肥胖者容易发生高血压。

(3)睡眠:睡眠呼吸暂停低通气综合征(sleep apnea hypopnea syndrome,SAHS)是指各种原因导致睡眠期间反复出现发作性呼吸暂停和/或低通气、高碳酸血症、睡眠中断。SAHS 分为中枢型、阻塞型和混合型。50% 的阻塞型睡眠呼吸暂停低通气综合征患者人群患有高血压,而且血压升高的程度与 SAHS 病程和严重程度有关。

(4)精神状态:城市脑力劳动者高血压患病率超过体力劳动者;从事精神紧张度高的职业者发生高血压的可能性大;长期生活在噪声环境中听力敏感性减退者患高血压的可能性也较大,此类高血压患者经休息后,症状和血压可获得一定改善。

5. 其他因素

高血压患者常见血尿酸升高,有痛风症状的患者应调整饮食,使用影响尿酸盐的药物(如氯沙坦、贝特类药物、阿托伐他汀等)或降低尿酸盐的药物。高血压合并慢性炎症性疾病、COPD、精神疾病、不安全或压力过大生活方式的患者,其心血管风险增大,需要有效控制血压。

四、临床表现

1. 原发性高血压

(1)临床表现:起病缓慢,缺乏临床特异性,常会导致诊断延迟。患者通常是在测量血压或发生心、脑、肾等并发症时才被发现。常见症状有头晕、头痛、颈项板紧、疲劳、心悸等,也可出现视物模糊、鼻出血等较重的症状。典型的高血压头痛在血压下降后即可消失。高血压患者可以同时合并其他原因的头痛,往往与血压水平无关,如精神焦虑性头痛、偏头痛、青光眼等。如果突然发生严重的头晕或眩晕,可能是脑血管病或者降压过度、直立性低血压。高血压患者还可以出现受累器官的症状,如胸闷、气短、心绞痛、多尿等。有些症状可能是降压药的不良反应所致。

(2)查体特征:主要表现为周围血管搏动、血管杂音、心脏杂音等。血管杂音较常出现在颈部、背部两侧肋脊角、上腹部脐两侧、腰部肋脊处。心脏听诊可闻及主动脉瓣区第二心音六进、收缩期杂音或收缩早期喀喇音。

2.继发性高血压

（1）临床特征：体征均为原发病的表现，与影像学和实验室检查结果一致（表3-5）。

表3-5 继发性高血压的临床特征

继发性高血压的原发病	病史和体格检查	基础生化和尿液检查	进一步诊断检查
肾实质疾病	慢性肾脏病的个人或有家族史	①尿液分析：蛋白尿、血尿、白细胞尿；②血液检查：表皮生长因子受体（EGFR）降低	肾脏超声
原发性醛固酮增多症	低钾血症的体征，如肌肉痉挛、手足抽搐等	血液检查：自发性低钾血症或利尿剂诱发的低钾血症（50%～60%的患者血钾正常）；血浆醛固酮/肾素浓度比值（ARR）升高	静脉生理盐水抑制试验、肾上腺CT、肾上腺静脉取血等
肾动脉狭窄	①腹部杂音或颈动脉和股动脉血管杂音；②使用血管紧张素转化酶抑制剂（ACEI）/血管紧张素Ⅱ受体拮抗剂（ARB）后EGFR下降>30%；③一过性肺水肿病史、动脉粥样硬化病史或存在心血管危险因素；④疑似纤维肌发育不良，高血压发病年龄<30岁的年轻女性	血液检查：EGFR下降	根据患者的肾功能水平和可取得的技术支持，选择肾脏多普勒超声、腹部CT或磁共振血管造影
嗜铬细胞瘤	头痛、心悸、多汗、面色苍白、不稳定的高血压病史	①血液检查：肾上腺素水平升高；②尿液检查：24小时尿甲氧基肾上腺素和儿茶酚胺排泄量增加	腹部或盆腔CT、腹部或盆腔MRI

继发性高血压的原发病	病史和体格检查	基础生化和尿液检查	进一步诊断检查
库欣综合征	向心性肥胖,皮肤紫纹,满月脸,皮肤萎缩、容易瘀伤,背部和锁骨上脂肪垫,近端肢体肌无力	血液检查:低钾血症、午夜睡液皮质醇升高	地塞米松抑制试验、24小时尿游离皮质醇、腹部或垂体影像检查
主动脉狭窄	上肢血压高于下肢血压,股动脉搏动延迟或缺失	—	超声心动图、CT 血管造影、磁共振血管造影
阻塞型 SAHS	BMI 升高,打鼾,白天嗜睡,夜间气喘或窒息,睡眠呼吸暂停,夜尿症	—	家庭睡眠呼吸暂停测试、全夜晚多导睡眠图检查
甲状腺疾病	甲状腺功能亢进症(甲亢)的表现:怕热,体重减轻,手抖,心悸;甲状腺功能减退症(甲减)的表现:畏寒,体重增加,头发干燥、变脆	TSH 和游离 T_4	—

（2）筛查标准:①高血压发作年龄 <30 岁,尤其是无高血压危险因素者(肥胖、代谢综合征、高血压家族史等);②难治性高血压患者;③血压控制突然恶化的患者;④高血压急症患者;⑤临床线索强力提示有继发性高血压表现的人群。

（3）筛查内容:病史的全面评估、体格检查(参见临床病史)、基本血液生化检查(包括血清钠、钾,肾小球滤过率,促甲状腺激素)和尿液检查。

3. 高血压急症

高血压急症是指原发性或继发性高血压患者在某些诱因作用下血压突然和显著升高(一般超过 180/120mmHg),同时伴有进行性心、脑、肾等重要靶器官功能急性损害的一种严重危及生命的临床综合征。高血压急症患者的总体治疗目标是将血压控制在安全水平,以防止或限制高血压带来的进一步损害,同时避免低血压和相关并发症。目前尚无明确血压目标的界值以及血压达标所需的时间,但基于专家共识,得到了表 3 - 6 的降压时机和目标以及治疗方案。

表3-6　高血压急症需要即刻降压的治疗方案

临床表现	降压时机和目标	一线治疗	替代方案
恶性高血压伴或不伴血栓性微血管病（TMA）、急性肾衰竭	几小时,平均动脉压（MAP）降低20%~25%	拉贝洛尔、尼卡地平	硝普盐、乌拉地尔
高血压脑病	即刻,MAP降低20%~25%	拉贝洛尔、尼卡地平	硝普盐
急性缺血性脑卒中,收缩压>220mmHg或舒张压>120mmHg	1小时,MAP降低15%	拉贝洛尔、尼卡地平	硝普盐
急性缺血性脑卒中,提示溶栓治疗,收缩压>185mmHg或舒张压>110mmHg	1小时,MAP降低15%	拉贝洛尔、尼卡地平	硝普盐
急性出血性脑卒中,收缩压>180mmHg	即刻,SBP为130~180mmHg	拉贝洛尔、尼卡地平	乌拉地尔
急性冠脉事件	即刻,SBP<140mmHg	硝酸甘油、拉贝洛尔	乌拉地尔
急性心源性肺水肿	即刻,SBP<140mmHg	硝普盐、硝酸甘油（加袢利尿剂）	乌拉地尔（加袢利尿剂）
急性主动脉疾病	即刻,SBP<120mmHg,心率<60次/分	艾司洛尔和硝普盐（或硝酸甘油,或尼卡地平）	拉贝洛尔或美托洛尔
子痫、严重子痫前期或HELLP综合征	即刻,SBP<160mmHg,DBP<105mmHg	拉贝洛尔或尼卡地平和硫酸镁	—

五、治疗

1. 治疗原则

高血压治疗的根本目标是降低高血压患者心、脑、肾与血管并发症的发生率和死亡的总风险。基于2020年国际高血压学会《全球高血压实践指南》制订的高血压治疗原则如图3-1所示。

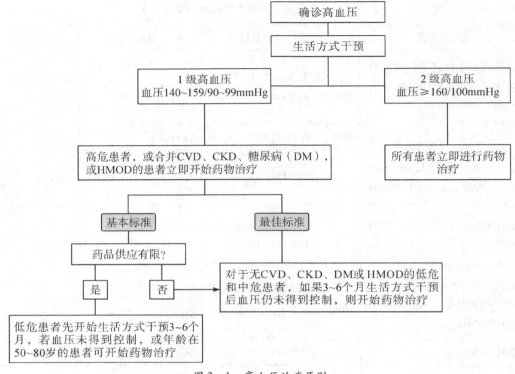

图 3-1 高血压治疗原则

2.诊疗过程

（1）单纯诊室高血压的诊疗流程如图 3-2 至图 3-5 所示。

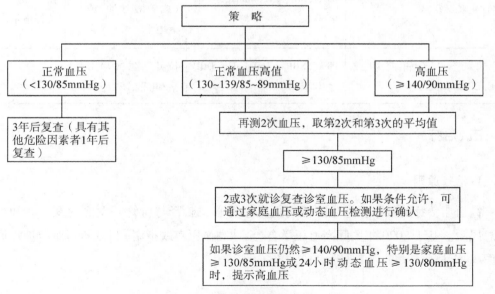

图 3-2 单纯诊室血压的策略

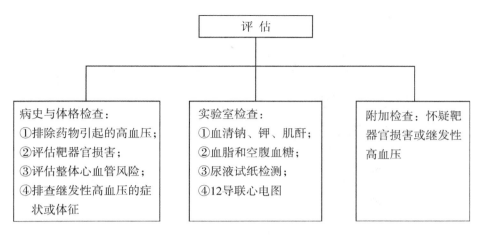

图 3 - 3 单纯诊室高血压的评估

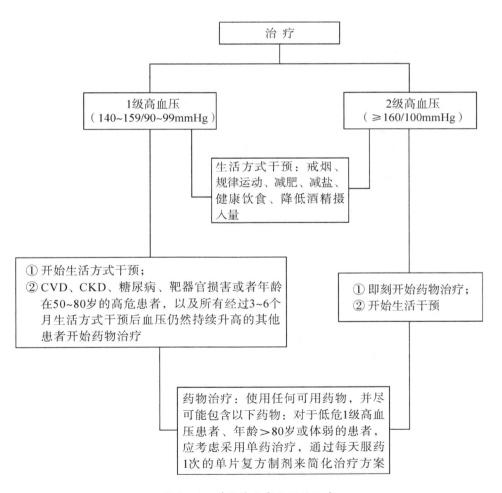

图 3 - 4 单纯诊室高血压的治疗

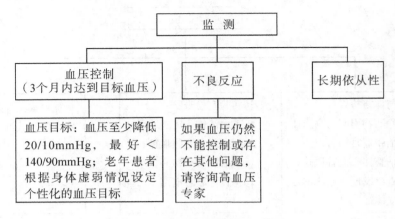

图 3-5　单纯诊室高血压的监测

（2）诊室高血压的诊疗流程如图 3-6 至图 3-9 所示。

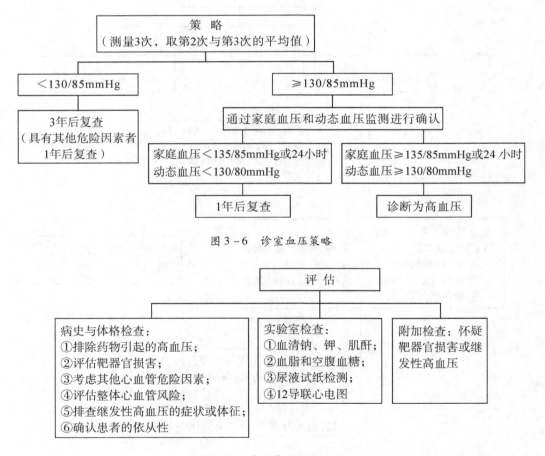

图 3-6　诊室血压策略

图 3-7　诊室高血压的评估

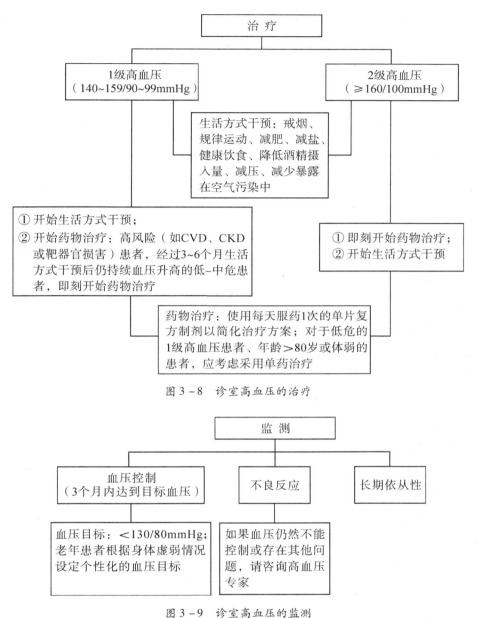

图 3-8 诊室高血压的治疗

图 3-9 诊室高血压的监测

3. 药物治疗

（1）降压目标：在改善生活方式的基础上，应根据高血压患者的总体风险水平决定是否给予降压药物。在条件允许的情况下，可采取强化降压的治疗策略，以取得最大的心血管获益。一般高血压患者可降至 140/90mmHg 以下，能耐受者和部分高危及以上的患者可进一步降至 130/80mmHg 以下。有一些证据提示一些特殊人群中更高或更低的血压目标,但这主要取决于患者对治疗的耐受性和治疗的复杂程度。如果不需要采取复杂的治疗方案即可将血压降低至更低的水平且患者可以耐受,则不需要改变治疗方案。

（2）用药策略:①治疗药物应该有证据支持可降低发病率或死亡率;②采用每日服药一次可提供24小时血压控制的药物;③与其他药物相比,治疗费用应该是可承受的和（或）具有成本效益的;④患者对治疗药物应具有良好的耐受性;⑤有证据表明该药物在即将被使用的人群中是显著获益的。

（3）用药方案:选择降压药物时,应考虑特殊人群的类型、合并症而选择针对性的药物进行个体化的治疗。对单纯收缩期高血压患者（仅收缩压≥160mmHg）应采用和收缩压、舒张压均升高患者相同的治疗措施。根据最新指南,对高血压药物治疗整体分为4个响应等级,并以不同年龄和人种划分了高血压的治疗人群。

第1级:对于患有2型糖尿病的高血压患者,无论年龄和种族,应首选ACEI或ARB。不伴有2型糖尿病,年龄<55岁的高血压患者,也应首选ACEI或ARB;不伴有2型糖尿病,年龄≥55岁的患者,应优先选择钙离子通道阻滞剂（CCB）进行治疗,若因出现水肿等症状不能耐受CCB,可使用噻嗪类利尿剂来控制血压,如苄氟噻嗪或氢氯噻嗪。

第2级:当患者按照第1级治疗的方案规律服药后血压仍不达标,可以考虑调整治疗方案。如果在第1级治疗中服用ACEI或ARB后无法控制高血压,可以选择加用CCB或噻嗪类利尿剂;如果在第1级治疗中服用CCB后血压不达标,可以选择加用ACEI、ARB或噻嗪类利尿剂。

第3级:在进入第3级治疗之前,要确认患者的药物服用情况,确保给予了最佳耐受剂量并按医嘱进行服药。如果患者接受第2级治疗仍不达标,可以提供的药物组合为1种ACEI或ARB、1种CCB和1种噻嗪类利尿剂。

第4级:若患者按照最佳耐受剂量接受了ACEI或ARB加CCB和噻嗪类利尿剂的联合治疗,但是血压仍不达标,要考虑是否为难治性高血压。首先要使用门诊的血压计重新测量患者的诊室血压水平,然后评估是否有直立性低血压,并检查患者是否规律服药。

对于确诊为难治性高血压的患者,可考虑加用第4种降压药或寻求高血压专家建议。若患者的血钾≤4.5mmol/L,可考虑加用低剂量的螺内酯进一步利尿治疗,且要在加用螺内酯治疗后的1个月内监测患者的血钠、血钾和肾功能指标,之后视情况定期复查,此外对肾小球滤过率降低者需要警惕高血钾的风险。对于血钾>4.5mmol/L的患者,可考虑加用α受体阻滞剂或β受体阻滞剂。当难治性高血压患者应用4种药物联合治疗,且已达到最佳耐受剂量后血压仍不达标,应积极寻求高血压专家的意见。

（4）药物特点如下。

利尿剂:有袢利尿剂、噻嗪类利尿剂和保钾利尿剂三类。①袢利尿剂主要作用于髓袢升支粗段,代表药物有呋塞米、托拉塞米等,利尿作用强大、迅速、短暂;与其他利尿剂相比,在同等排钠量时该类利尿剂水分清除较大。②噻嗪类利尿剂的降压作用主要是通过促进远曲小管近端 Na^+ 排泄和远曲小管 Ca^{2+} 重吸收,从而减少细胞外容量,降低外周血管阻力。降压起效较平稳、缓慢,持续时间相对较长,作用持久,可增强其他降压药的疗效。常用药物有氢氯噻嗪。适用于轻、中度高血压,对单纯收缩期高血压、盐敏感性高血压、合并肥胖或糖尿病、更年期女性、合并心力衰竭和老年人高血压有较强的降压效应。主要不良反应是低钾血症和影响血脂、血糖、血尿酸代谢,往往发生在大剂量时,因此推荐小剂量使用。③保钾利尿剂作用于远曲小管和集合管,效果相对较弱,长期使用可引起高血钾,不宜与 ACEI、ARB 合用,肾功能不全者慎用,常用药物有螺内酯、氨苯蝶啶等。

β 受体拮抗剂:有非选择性($β_2$ 与 $β_2$)、选择性($β_1$)和兼有 α 受体拮抗三类。β 受体拮抗剂可通过抑制肾素 – 血管紧张素 – 醛固酮系统(RAAS)、心肌收缩力和减慢心率发挥降压作用,降压起效较强而且迅速,不同 β 受体拮抗剂降压作用持续时间不同,适用于不同程度的高血压患者,尤其是心率较快的中、青年患者或合并心绞痛和慢性心力衰竭的患者,对老年高血压疗效相对较差。各种 β 受体拮抗剂的药理学和药代动力学情况相差较大,临床上治疗高血压宜使用选择性 $β_1$ 受体拮抗剂或者兼有 α 受体拮抗作用的 β 受体拮抗剂。β 受体拮抗剂不仅降低静息血压,而且能抑制体力应激和运动状态下血压急剧升高。使用的主要障碍是心动过缓和一些影响生活质量的不良反应,较高剂量治疗时突然停药可导致撤药综合征。虽然糖尿病不是使用 β 受体拮抗剂的禁忌证,但能增加胰岛素抵抗,还可能掩盖和延长低血糖反应,使用时应加以注意,其不良反应主要有心动过缓、乏力、四肢发冷。β 受体拮抗剂对心肌收缩力、窦房结及房室结功能均有抑制作用,并可增加气道阻力。急性心力衰竭、病态窦房结综合征、房室传导阻滞患者禁用。

钙通道阻滞剂:根据药物核心分子结构和作用于 L 型钙通道不同的亚单位,钙通道阻滞剂分为二氢吡啶类和非二氢吡啶类,前者以硝苯地平为代表,后者有维拉帕米和地尔硫䓬。根据药物作用持续时间,钙通道阻滞剂又可分为短效和长效制剂。长效制剂包括长半衰期药物,如氨氯地平、左旋氨氯地平;脂溶性膜控型药物,如拉西地平和乐卡地平;缓释或控释制剂,如非洛地平缓释片、硝苯地平控释片。

钙通道阻滞剂的降压作用主要是通过阻滞电压依赖 L 型钙通道减少细胞外钙离子进入血管平滑肌细胞内,减弱兴奋 – 收缩偶联,降低阻力血管的收缩反应。钙通道阻滞剂还能减轻血管紧张素Ⅱ(ATⅡ)和 $α_1$ 肾上腺素能受体的缩血管效应,减少肾小管对钠的重吸收。钙通道阻滞剂降压起效迅速,降压疗效和幅度相对较强,疗效的个体差异性较小,与其他类型降压药物联合治疗能明显增强降压作用。钙通道阻滞剂对血脂、血糖等无明显影响,服药依从性较好。相对于其他降压药物,钙通道阻滞剂还具有以下优势:对老年患者有较好的降压疗效;高钠摄入和非甾体抗炎药不影响降压疗效;对嗜酒患者也有显著的降压作用;可用于合并糖尿病、冠心病或外周血管病患者;长期治疗还具有抗动脉粥样硬化的作用。主要缺点是开始治疗时有反射性交感活性增强,引起心率增快、面部潮红、头痛、下肢水肿等,尤其是使用短效制剂时。非二氢吡啶类抑制心肌收缩和传导功能,不宜在心力衰竭、窦房结功能低下或心脏传导阻滞患者中应用。

血管紧张素转化酶抑制剂(ACEI):降压作用主要通过抑制血管紧张素转化酶活性,使 AT Ⅱ 生成减少,同时抑制激肽酶使缓激肽降解减少。降压起效缓慢,3~4 周时达最大作用,限制钠盐摄入或联合使用利尿剂可使起效迅速和作用增强。ACEI 具有改善胰岛素抵抗和减少尿蛋白的作用,对肥胖、糖尿病和心脏、肾脏靶器官受损的高血压患者具有相对较好的疗效,特别适用于伴有心力衰竭、心肌梗死、房颤、蛋白尿、糖耐量减退或糖尿病肾病的高血压患者。不良反应主要是刺激性干咳和血管性水肿。干咳发生率为 10%~20%,可能与体内缓激肽增多有关,停用后可消失。高钾血症、妊娠妇女和双侧肾动脉狭窄患者禁用。血肌酐超过 3mg/dL 的患者使用时需谨慎,应定期监测血肌酐及血钾水平。

血管紧张素 Ⅱ 受体拮抗剂(ARB):ARB 的降压作用主要是通过阻滞组织 AT Ⅱ 受体亚型 AT_1,更充分有效地阻断 AT Ⅱ 的血管收缩、水钠潴留与重构作用。近年来的研究表明,阻滞 AT_1 负反馈引起 AT Ⅱ 增加,可激活另一受体亚型 AT_2,能进一步拮抗 AT_1 的生物学效应。降压作用起效缓慢,但持久而平稳。低盐饮食或与利尿剂联合使用能明显增强疗效。多数 ARB 随剂量增大降压作用增强,治疗剂量窗较宽。最大的特点是直接与药物有关的不良反应较少,一般不引起刺激性干咳,持续治疗依从性高。治疗对象和禁忌证与 ACEI 相同。

4. 生活方式干预

生活方式干预在高血压治疗中占有重要的地位,对于疑似或诊断为高血压的患者,需要为其提供健康教育,采用各种形式指导患者改善生活方式并定期随访,推荐建立当地的健康促进团队或患者的自我管理群体,以更好地督促患者改变不良生活习惯。2020 年5 月 6 日国际高血压学会(International Society of Hypertension,ISH)首次独立颁布了《全球高血压实践指南》,对高血压的健康管理提供了依据。对于患者生活方式的干预建议如下。

(1)戒烟:吸烟是 CVD、COPD 和癌症的主要危险因素之一,强烈建议戒烟。

(2)健康饮食:食用富含全谷物、水果、蔬菜、多元不饱和脂肪酸和乳制品的饮食,并减少糖、饱和脂肪酸和反式脂肪含量高的食物,如 DASH(dietary approaches to stop hypertension,DASH)饮食。增加富含硝酸盐(已知能降低血压的)的蔬菜摄入量,如多叶蔬菜和甜菜根等;其他有益食品和营养素(包括镁、钙和钾含量高的食品),如牛油果、坚果、籽类、豆类和豆腐。

(3)低盐:强有力的证据表明高盐摄入与血压升高有关。应减少烹调食物和餐桌上盐的添加量。避免或限制食用高盐食品和副食品,如酱油、快餐和加工食品,包括高盐的面包和谷物。

(4)限制饮酒:饮酒与血压水平、高血压患病率和心血管疾病风险之间呈正相关。建议每日饮酒量男性为 2 个标准饮酒单位,女性为 1.5 个标准饮酒单位(10g 酒精/标准饮酒单位)。避免狂饮和酗酒。

(5)控制体重:可以避免肥胖,应特别注意控制腹部肥胖。不同种族应使用特定的体重指数和腰围的界值。

(6)适量运动:研究表明,定期进行有氧运动和抗阻运动可能对预防和治疗高血压都有益。每周运动 5~7 天,每次进行 30 分钟中等强度的有氧运动(散步、慢跑、骑行或游泳)或 HIIT(高强度间歇训练),其中包含交替进行短暂的剧烈运动,随后进行较轻的运动恢复。力量训练也可以帮助降低血压。每周可进行 2 或 3 天抗阻力量锻炼。

(7)减轻压力:慢性应激与成年期的高血压有关。尽管还需要更多的研究来确定慢性应激对血压的影响,但是随机临床试验表明,冥想或正念可以降低血压。应减轻压力,并在日常工作中引入正念或冥想。

(8)减少暴露在空气污染当中:研究证据表明,长期的空气污染会对高血压产生负面影响。

六、常见合并症

高血压患者一般会伴发多个常见合并症,可影响心血管风险和治疗策略。合并症的数量随着年龄的增长以及高血压和其他疾病的流行而增加。常见合并症有冠状动脉疾病(coronary artery disease,CAD)、脑卒中、心力衰竭(简称心衰)、慢性肾脏病及 COPD 等。少见合并症包括风湿性疾病和精神疾病。这些疾病的发生和治疗可能给血压控制带来干扰。应根据现有证据识别和管理常见合并症和少见合并症。

1. 高血压与 CAD

在流行病学方面,CAD 和高血压之间存在非常强的交互作用,占急性心肌梗死原因的 25%~30%。通常推荐改善生活方式,如戒烟、饮食和运动等。如果血压≥140/90mmHg,需要进行降压治疗,降压目标为<130/80mmHg(老年患者<140/80mmHg)。无论血压水平如何,一线治疗用药为β受体拮抗剂、ACEI、ARB、CCB。还须进行降脂治疗,目标为LDL－C<55mg/dL。常规推荐使用阿司匹林进行抗血小板治疗。

2. 高血压与脑卒中

高血压是出血性或缺血性脑卒中最重要的危险因素,控制血压能够在很大程度上预防脑卒中。如果血压≥140/90mmHg,需要进行降压治疗,降压目标为<130/80mmHg(老年患者<140/80mmHg)。β受体拮抗剂、ACEI、ARB、CCB和利尿剂是一线治疗药物。伴缺血性脑卒中者需要强化降脂治疗,目标为LDL－C<70mg/dL。缺血性脑卒中通常推荐采用抗血小板治疗,出血性脑卒中应仅在有强适应证的情况下才谨慎考虑抗血小板治疗。

3. 高血压与心力衰竭(HF)

高血压是射血分数降低的心力衰竭(HFrEF)和射血分数保留的心力衰竭(HFpEF)的危险因素。高血压合并HF患者的临床结局更差,死亡率增加,建议调整生活方式(饮食和运动)。高血压的治疗对降低早期心衰和心衰住院的风险有重要影响。如果血压≥140/90mmHg,应进行降压治疗,降压目标为<130/80mmHg但>120/70mmHg。RAS抑制剂、β受体阻滞剂和盐皮质激素受体拮抗剂可有效改善已确诊的HFrEF患者的临床结局。当血压控制不佳时,可使用CCB。对于高血压人群,血管紧张素受体脑啡肽酶抑制剂(ARNI)可替代ACEI或ARB用于高血压人群中HFrEF的治疗。同样的治疗策略也适用于合并HFpEF的患者,即使最佳治疗策略目前尚不清楚。

4. 高血压与CKD

高血压是CKD发生、发展的主要危险因素。EGFR降低与难治性高血压、隐蔽性高血压和夜间血压值升高有关。降低血压对肾功能(和蛋白尿)的影响与心血管获益是互相独立的。如果血压≥140/90mmHg,需要进行降压治疗,降压目标为<130/80mmHg(老年患者<140/80mmHg)。RAS抑制剂是一线治疗药物,因为其在降低血压的同时可以减少蛋白尿。可以加用CCB和利尿剂,如果EGFR<30mL/(min·1.73m^2),使用袢利尿剂,应监测EGFR、微量白蛋白尿和血电解质。

5. 高血压与COPD

高血压是COPD患者最常见的合并症。如果血压≥140/90mmHg,应进行降压治疗,降压目标为<130/80mmHg(老年患者<140/80mmHg)。应改善生活方式(戒烟);考虑环境(大气)污染的影响,如果可能请避免。治疗策略应包括ARB、CCB和(或)利尿剂,

而 β 阻滞剂(选择性 β₁ 受体阻滞剂)应该在特定患者(如 CAD、心力衰竭)中使用。根据心血管风险状况管理其他心血管危险因素。

6. HIV/AIDS

人类免疫缺陷病毒(HIV)携带者的心血管风险增加。大多数抗逆转录病毒治疗都可能会与 CCB 产生药物相互作用。高血压的管理应与一般高血压人群相似。

7. 糖尿病

如果血压≥140/90mmHg,应进行降压治疗,降压目标为 <130/80mmHg(老年患者 <140/80mmHg)。治疗策略应包括 RAS 抑制剂、CCB 和(或)噻嗪样利尿剂。如果 LDL－C >70mg/dL(糖尿病且有并发症)或 >100mg/dL(糖尿病但无并发症),则应使用他汀类药物进行一级预防。根据现行指南,治疗方案应包括降低血糖和血脂。

8. 血脂异常

血脂异常者应像普通人群一样进行降压治疗,优先使用 ARB、ACEI 和 CCB,都应选用他汀类药物进行降脂治疗,加用或不加用依折麦布和(或)PCSK9 抑制剂(最佳选择时)。如果甘油三酯 >200mg/dL,应考虑降低甘油三酯,尤其是在高血压和糖尿病患者中。低高密度脂蛋白(HDL)、高甘油三酯人群使用非诺贝特可能带来更多益处。

9. 代谢综合征(MS)

患有高血压和 MS 的患者具有高风险性。MS 的诊断应通过分别评估单个组分来进行。MS 的治疗应在改善生活方式(饮食和运动)的基础上进行。高血压合并 MS 患者的治疗应包括像普通人群一样控制血压,并根据水平和总体心血管风险(SCORE/ASCVD评分)来治疗其他危险因素。

10. 高血压与炎症性风湿病(IRD)

IRD(如风湿性关节炎、牛皮癣性关节炎等)与高血压的患病率升高有关,而诊断率低,控制较差。IRD 的心血管风险增大,仅与心血管危险因素呈部分相关。风湿性关节炎在 IRD 中最为常见。IRD 会将心血管风险等级提高 1 级。应参照一般人群进行降压治疗,优先选用 RAS 抑制剂(存在 RAAS 系统过度激活的证据)和 CCB;应通过减少炎症和避免使用高剂量非甾体抗炎药(NSAID)来有效治疗基础疾病;应根据心血管风险状况(SCORE/ASCVD 评分)使用降脂药物,并考虑生物制剂可能带来的影响。

11. 高血压与精神疾病

精神疾病,特别是抑郁症患者的高血压风险增加。根据以往指南,社会心理压力和重大精神疾病增加心血管风险。抑郁症与心血管疾病的发病率和死亡率有关,这提示控制血压的重要性。应按照一般人群进行降压治疗,优先使用与抗抑郁药物相互作用发生率低的 RAS 抑制剂和利尿剂。体位性低血压患者(如使用 5 – 羟色胺再摄取抑制剂的情况下)应谨慎使用 CCB 和 α_1 受体阻滞剂。必须考虑药物的相互作用、心电图异常和体位性血压变化的风险。如果出现药物(抗抑郁、抗精神病药物)引起的心动过速,应使用 β 受体阻滞剂(不包括美托洛尔)。应根据心血管风险状况(SCORE/ASCVD 评分)管理其他心血管危险因素。

七、高血压的护理

1. 基础护理

密切观察患者血压、意识、呼吸、脉搏等各项生理指标,以及瞳孔的变化情况。帮助患者保持能够确保血液循环正常进行的体位,并叮嘱患者在转动头部时要注意轻柔,必要情况下,可由护理人员辅助其进行翻身。在康复疗养阶段,禁止患者剧烈运动,以免加重病情。确保病房内整洁、安静,通风状况良好,严格控制家属探视,为患者提供一个健康舒适的疗养环境。

2. 药物护理

结合患者病情变化情况,给予其相应的降压药物。若情况需要可给予患者长效剂药物、缓释剂药物或控释剂药物。在受体阻滞剂药物服用过程中,需加强观察、警惕患者出现低血压、心动过缓等问题。对于血压不稳定的患者,一般可通过静脉注射的方式,确保其血压水平稳定,之后再通过口服药物的方式进行继续治疗,护理人员应告知患者及其家属药物的合理使用方式,包括药物的注意事项、不良反应等。

3. 心理护理

传统的管理模式常常重视患者的生命体征护理,而忽略患者的心理护理,这就使得患者缺乏疾病有关的知识,伴随焦躁、抑郁等不良情绪,不配合治疗。在诊疗过程中,应加强心理护理,重视教育互动性与多元性,以向教育对象传授经验或知识为目的,由护理人员告知患者疾病的发生机制、日常护理注意事项、冠心病和高血压之间的关系等,鼓励患者积极配合医生进行治疗,缓解其紧张、焦虑不安等消极情绪,并帮助他们养成健康、良好的生活习惯。必要情况下,可为患者播放一些轻缓的音乐,以减轻其心理负担,转移注意力,使其将精力放在疾病的治疗工作中,如此更加有助于构建出和谐良好的医患关系,使患者逐渐对护理人员产生信任,从而为护理工作的顺利开展奠定良好的基础。对高血压患者实施护理干预,属于医院护理的重点,有助于改善患者的心理状态,确保患者积极配合治疗,促进血压的有效控制。

4. 饮食护理

指导患者合理饮食,应给予低盐、低脂肪、低热量的饮食,严格控制患者每日脂肪和盐的摄入量,因为摄入的总热量超过消耗,过多的热量会使血糖转化为脂肪,导致体重增加,使血压难以控制。应叮嘱患者多食高蛋白食物如鸡蛋、鸭蛋、鱼肉、牛肉等,同时还要注意粗、细粮合理搭配,对膳食纤维进行合理摄入,以促进肠道蠕动。摄入花生、黄豆、红枣等食物可改善患者血液循环和心、肺功能。鼓励患者多吃绿色蔬菜,戒烟、酒、咖啡、浓茶等刺激性饮料,少吃蛋黄等高胆固醇食品。高血压患者服用排钾利尿剂时,应注意补充高钾食物,如香蕉、橘子等。

5. 运动护理

运动是非药物治疗高血压的重要手段之一。根据血压情况,合理安排运动和休息。有氧运动是最主要的运动方式,如体操、散步、慢跑等。运动强度以最大心率的 70% ~ 80% 或更少作为测量指标。每次锻炼时间为 20 ~ 30 分钟,每周不少于 3 次。从少量的运动开始,然后逐渐增加,持之以恒。

6. 行为管理

指导患者养成规律、健康的生活习惯。告诫患者必须戒烟,因为烟中的尼古丁和焦油不仅可使血压出现一过性升高,还会使冠心病、周围血管病、脑卒中、癌症和肺部疾病的发病危险增高,降低降压药的敏感性。避免长期生活在噪声的环境中或长时间亢奋。天冷注意保暖,天热时注意避暑等。

7. 并发症护理

告知患者正确的排便技巧,禁止用力排便,以免产生血压高及颅内血压异常等问题,同时还要强化日常护理。在早期阶段,可给予患者缓泻剂和果汁,以促进其肠道蠕动,确保排便通畅。此外,护理人员还要做好患者的皮肤护理工作,以确保其皮肤干燥、清洁。卧床患者应定期翻身,以免出现压疮,确保血液流通通畅。

8. 健康指导

向患者解释血压测量的原理、影响血压的因素、高血压患者血压监测的重要性、详细的操作步骤,并演示操作(如图 3 - 10)。测量血压时应固定位置、固定血压计、固定时间、固定测量部位,并记录,观察治疗效果,协助调整药物。如患者出现水肿、呼吸突然加重、夜间尿量增加、对食物恐惧、饱胀感时,应及时就诊。若服完药,患者出现血压升高或过低、血压波动、眼花、头晕、恶心呕吐、视物模糊、偏瘫、失语、意识障碍、呼吸困难、肢体乏力等情况,也应立即就诊。病情急剧变化患者,可求助"120"急救中心。

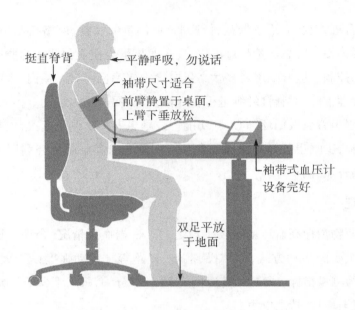

挺直脊背 —— 平静呼吸,勿说话
袖带尺寸适合
前臂静置于桌面,
上臂下垂放松
袖带式血压计
设备完好
双足平放
于地面

图3-10　端坐位测量血压的标准姿势

第二节　患者的管理

一、预防原则和方法

通过不懈的努力,我国在高血压防治方面取得了一定成绩,但目前高血压控制率仍不理想,提高控制率的根本方法是将目前以大型医院为主导的管理模式转变为社区首诊制。慢性病的防控主战场在基层、在社区。因此,要把慢性病患者留在基层,同时把医疗资源下沉到社区、基层医疗机构,实施双向转诊,上下联动,以全面提升分级诊疗服务能力。《中国高血压防治指南》(2018年修订版)强调将高血压防治纳入当地医疗卫生服务系统,社区高血压防治应采用"全人群"和"高危人群"相结合的策略,建立以全科医生为主体的高血压分级诊治体系并保持双向转诊通畅。随着诊治患者的增多,高血压复杂病例也越来越多,大型综合性医院应帮助基层医院完成这些复杂病例的诊治工作。此外,应利用近年来迅速发展的医联体模式及逐步建立的网络化管理体系,实现普通病例首诊和管理在基层医疗机构完成,复杂病例转诊至大型综合性或专科医院,从而形成机动、高效的双向转诊模式。

"防"大于"治",如何有效预防或者延缓高血压的发生,减少现存高血压症状的反复甚至恶化,是防治高血压疾病的关键所在。作为心血管疾病的一大分支,高血压的预防依然应当遵循"三级预防"的原则进行,层层递进,旨在将高血压的发生扼杀在"摇篮"之中。

已有研究证明,社区的精细化管理是控制血压的最佳方法之一。它的实施,既可以有效提高高血压患者的治疗依从性,又可以降低高血压相关并发症的发生率,还可以减少或者延缓各种器官的损害,将疾病的恶化风险降到最低,从而提升患者生活质量,保障患者安全,改善患者结局。

二、高血压疾病管理国内外模式和做法

国内外的高血压管理都是通过团队协作和个人管理两方面实现的。两者相对独立又互相交错,外在和内在协同,实现疾病的有效管理。

(一)团队协作

1. 国外的团队协作

西方国家的团队协作表现在家庭、社区、医院的三方协作,为患者建立完善的管理网络,帮助患者维持血压平稳的状态,降低再入院率,减轻个人与社会的经济负担。为大众所熟知的模式有延续护理模式(TCM)、转换护理模式(CTI)、BOOST(better outcomes for older adults through safe transitions)模式、RED(project re-engineered discharge)模式、慢性病护理模式(CCM)、INTERACT(interventions to reduce acute care transfers)等。

(1)TCM:一种由高级实践护士(APN)制订、完善和主导的多学科医学团队协作,在患者出院前,为患者制订康复计划,随后进行患者及其家属的随访。该模式的重点在于让患者及其家属充分了解患者病情状况,能够早期识别,早期干预,防止患者健康状况的下降。

(2)CTI:以患者为中心,从医院到家庭的转换模式,整个模式开始于"过渡教练"的病房访视,包括出院不久后的电话随访以及出院30天内的2或3次的家庭随访。通常由经验丰富并且十分了解患者的期望康复目标、爱好以及目前临床状态的"过渡教练"来担任。患者能够更好地管理他们的健康,并与他们的"过渡教练"进行更有效的沟通。

(3)BOOST:包括5个步骤。①全面的干预;②全面干预实施指南;③提供面对面培训和1年的专家操作技术指导;④BOOST站点之间的协作;⑤BOOST数据中心,即在线资源中心。该模式基于质量改进的原则,能够优化医院的出院程序,并尽量减少从医院

出院的老年患者的许多问题的发生。

（4）RED：由波士顿大学医学中心研究小组开发，包括诊断、健康教育、出院后护理指导、应急计划、出院摘要传输和随访电话强化，旨在改善医院出院程序的策略，促进患者安全、降低再住院率、减少急救资源利用率和医疗保健成本。

（5）CCM：是以医生为主导、以患者为中心的系统性护理模式，主要包括自我管理支持、传送系统设计、临床决策支持、临床信息系统、社区资源与政策和医疗保健组织六大关键要素，为患有慢性病和健康状况不稳定的患者提供安全而有效的护理。

（6）INTERACT：减少急性护理转移的干预措施，旨在通过向专业的护理机构工作人员提供工具和资源，帮助减少可以避免的急性医疗转诊事件。该模型中所提供的各种工具有助于在对老年人提供护理服务时能够帮助早期识别居民状态变化，以便进一步进行全面的居民评估，在身体情况发生变化时更新老年人病案文档，以及在居民身份变化时及时与医疗卫生机构建立沟通等。

（7）其他模式：加拿大高血压教育项目（CHEP）、护士管理中心（NMC）、学术护士管理中心（ANMC）、信仰社区护理模式（FCNM），这些模式均是由各个国家的权威医疗机构或组织制订，适应各国国情，效果显著。但由于只在小范围使用，因此普适性还需进一步商榷。

2. 国内的团队协作

国内团队协作几乎只在医院或者社区内部形成，少有交互，家庭参与也较少，较为常见的有以下几种。

（1）延续性护理模式：该模式由三甲医院主导、社区医院参与，由主管医生、责任护士、门诊护士和社区护士组成延续性护理小组，以团队协作的方式展开工作。住院期间，构建翔实的护理档案，详细记录各项治疗、疾病和身心情况；出院后，通过家庭随访和电话回访两种方式对患者进行干预。家庭随访时可记录患者摄入食物的种类和量，指导患者根据 BMI 调节饮食；进行服药指导，对患者是否存在不良服药习惯进行评估，若患者不遵医服药，有漏服、少服或是多服等应该重点告知家属，要求家属进行监督，并进行登记，增加患者用药依从性；指导锻炼，一般以运动时患者心率控制在 102～123 次/分，或运动后的心率增加不超过运动前的 50% 为宜，时长为 30～90 分钟不等。轻度高血压患者可选择太极拳、慢跑、降压操等运动，重度高血压患者则行肢体按摩活动。运动时患者切勿过分低头、弯腰后仰或是憋气、紧张用力，也不可大体位的转动，可根据自己运动前后的脉搏变化以及自身运动承受感觉来调整运动量。电话随访主要了解患者高血压知识的掌握情况，宣教降压药相关知识和常见的不良反应、脑卒中预防知识、饮食调节对疾病的重要性和必要性等，对患者的情况进行记录，存在的问题或未掌握的知识须在下次随访时着重讲解。

（2）基于"互联网＋"的高血压管理模式：由主管医生、责任护士为管理团队，计算机网络人员为技术支持，以手机应用程序为媒介，展开对患者的血压管理。首先，采用移动健康装置采集高血压患者的血压、心率、脉搏、体力活动水平等，随时随地获取患者的血压数值，为管理团队提供实时数据，实现院外智能化的血压管理，做到生命体征管理。其次，建立移动通讯群，邀请患者加入，构建医患、护患、病友之间的沟通交流平台。管理团队成员定期查看后留言，定期回复，解答患者对疾病知识、药物作用或生活方式上的疑惑，同时督促患者每日定时监测血压并记录。除此以外，还可以通过多媒体手段扩展疾病知识。由团队专人负责，定时推送高血压的科普知识，帮助患者建立健康的生活方式，促进高血压的控制，改善生活质量。

（3）健康信念模式（health belief model，HBM）：需要理论、动机理论、认知理论和价值期望理论是 HBM 的理论基础，该理论关注的是人对健康的态度和信念，相关专家认为个体的感知、积极采取适宜的行动、相信自己能采取推荐的行动是行为转变的重要因素。实施过程分为三个阶段：第一阶段，提高患者对健康的个体感知。制作健康教育手册，包含服用药物的名称、剂量、服用时间、注意事项以及按时服药的优点，建立患者健康信念；发放药物服用记录本，鼓励患者主动记录自己是否按时、按量、按医嘱服用药物，以便于家属对患者的服药情况进行监督；进行高血压疾病知识讲座，以问答方式现场互动，主观规范并加强患者的健康信念，提高患者的行动意愿。第二阶段，让患者相信自己能采取推荐的行动。推荐血压控制良好且自律性高的患者进行经验分享，影响周围人群，增强患者的自我健康意识，使其相信自己能采取推荐的行动，从而提高服药依从性，使者的血压得到控制。第三阶段，鼓励患者采取积极行动，合理搭配饮食（控制高热量、高脂肪、高盐食物的摄入），建立良好的生活习惯（避免过量饮酒和吸烟、按时服药、适量的体育锻炼），管理团队对患者进行电话或短信提醒，定期检查患者的服药情况，重点教育服药依从性低的患者，加强提醒的频率。该模式能帮助患者深刻地认识到高血压的危害性、治疗目的及自我管理的必要性，主动配合治疗，提升高血压管理的效果。

（4）三级医院全科医学科联合社区综合干预模式：已有相关研究显示，高血压管理重点在社区。三级医院全科医学科联合社区综合干预模式，是基于"医院—社区—家庭"三位一体系统建立起来的，由公共卫生机构、综合性医院及基层医疗卫生机构联合形成"多位一体"的慢性病防控机制。其核心是提高基层卫生医疗人员管理与防控高血压的能力，进而促进医院与社区的医疗资源统一调度。综合性医院全科医学科联合社区医疗人员成立全科健康管理团队，向高血压患者进行防治知识的讲解，既可以避免因专科知识所限导致的健康教育内容受限，又可以提高社区团队的知识水平，增加了患者对社区卫生服务中心的信任;依靠社区与居民联系密切的优势,为高血压人群提供就医的便利条件,提高高血压患者对健康管理的信心。与此同时,医院团队对患者的自我管理行为进行指导,贯穿始终。社区团队继续对患者进行持续递进的综合管理,根据患者不同病情进行分层管理,使患者获得心理和社会的支持,增强自我管理的信心,医院—社区综合管理模式能有效提升高血压患者的服药依从性,提高血压控制率;并且通过对其家属的随访教育,能够促使家属监督患者建立良好的自我管理习惯,有效改善高血压的管理现状。

(二)个人管理

该模式是由医务人员通过建立在线教育网络平台、手机 APP、电子邮件、QQ 群或微信群对患者进行自我管理的信息化干预。

干预的方法与内容:①以互联网为媒介,应用视频、文字和图表等向高血压患者分时、分节推送高血压自我管理的相关知识,并定期测试患者对知识的理解程度,患者也可使用电子邮件或者留言板向医务人员及时咨询。②以移动无线电子血压计、智能运动手环等为监测工具,对患者血压、心率、运动和心理等身心状态进行综合评估,在此基础上提供个性化自我管理指导。③通过在线提醒及电子日志促进患者自我管理计划的有效进行,没有完成计划的患者会被定时提醒与督促。④通过讨论组与病友进行交流,以利于参与者们互相鼓励,更大程度地参与自我管理。

三、优、缺点

1. 团队协作

(1)优点:国内外的团队协作均是建立在以患者为中心的基础上建立的,团队的运作需要医务人员与患者共同参与,缺一不可,因此团队中的所有成员都有广泛的参与性。团队中除患者以外的成员通过信息共享,了解患者的最新情况。当患者再次就诊时,接诊医生能很快获取他的日常数据,且精确快速,提高了诊疗效率。患者作为团队成员之一,既是接受指导教育的对象,也是提出反馈意见的人,可帮助其他成员随时了解计划实施效果,实时跟进,最大限度制订出适合患者的个性化管理方案。

(2)缺点:目前在国内,高血压患者的团队管理模式只在部分城市和社区中开展,医务工作者团队之间的配合与管理尚待进一步总结经验,团队干预的时间长度与频率、干预的具体内容等也需进一步的探索,以建立规范的团队协作体系。

2. 个人管理

(1)优点:与传统的自我管理模式相比,随着网络、手机的高普及,信息化干预模式能保证健康知识的有效阅读,能将信息技术的广覆盖和人际间的多互动相结合;能提供追踪和提醒服务,并对患者的求助做出快速反应,加强了患者与医护人员之间的联系,使患者得到更好的专业服务与社会支持,从而提高了患者的自我管理水平以及对治疗的依从性和对血压的控制率。

(2)缺点:应用对象仅限于会使用电脑与智能手机且有一定经济条件的高血压患者,而高血压患者中相当一部分人群为老年人,文化程度和收入水平都比较低,不能熟练地应用信息技术,因此需要进行专门的培训。此外,信息数据的私密性和安全性又是另一个潜在的阻碍因素,可能会影响患者和医护人员之间的交流。

四、未来的发展方向

高血压的疾病管理有助于高血压患者增强疾病认知,改善生活方式,提高用药依从性,从而提高血压控制率,提升生活质量。目前国内关于高血压患者的疾病管理研究较多,但大多数的管理模式是从国外引入的,文化背景和医疗环境的差异难以适应中国的实情,研究者需要进一步探索寻找适应中国土壤的管理模式。无论是团队协作还是个人管理,在临床工作中,需依据患者的个体情况因地制宜、合理选择。团队协作可以向患者最大限度提供医疗服务和医疗信息支持,但医疗状况的不均衡常常导致医院人力资源不足,如何在资源有限的情况下实现多团队合作是目前面临的一大问题。个人管理很大程度上依赖于网络,但患者的知识水平、经济状况以及网络获取的途径成为了实现这一干预方式的障碍,而且网络资讯存在信息泄露的风险,如何保护患者隐私又成为一个亟待解决的问题。

在已有的诸多模式中,个案管理是一个全新的发展方向。它是一种灵活的、系统的、合作性的方法,为特定的人群提供并协调其医疗护理的服务。医院协同社区,实时评估患者的需求和个人支持系统,给予患者连续的健康照顾、心理咨询以及其他的服务,通过评估、计划、执行、协调、监督和评价实现医患合作,个案管理者全程参与患者入院、治疗、出院及返回社区的全过程,对就诊患者提供多层次、多形式、连续、系统、个性化的健康指导以及完整的治疗护理服务等。它以患者为中心,以医、护、患共同合作为途径,通过充分的沟通交流,促进个体合理选择可用资源,满足其健康需求,提高护理服务质量,降低医疗成本。

新的发展方向是机遇也是挑战,但如何解决人力资源不足、患者文化与经济水平受限、信息安全以及家庭支持系统的扩展等一系列问题,真正做到"医院、家庭、社区"三位一体与个人管理协作,形成辩证统一、科学可行、可持续发展的综合管理模式,才能让管理模式真正落地生根。

第四章　糖尿病患者的管理

第一节　糖尿病的疾病学基础

一、概述

糖尿病(diabetes mellitus,DM)是一种由胰岛素分泌缺陷和/或其生物学作用障碍引起的以高血糖为特征的代谢性疾病。患有糖尿病的人一般会有多饮、多尿、多食、消瘦和疲乏无力等症状。随着病程的发展,高血糖状态可导致各种组织,特别是心脑血管、神经、眼、肾、四肢等遭受慢性损害,诱发功能障碍,发生衰竭,严重影响人们的整体健康状态。

二、流行病学

糖尿病已经成为世界范围内的一种"流行病"。它是一种严重威胁人类健康的慢性非传染性疾病,具有高致死率、高致残率和高医疗花费的特征,成为当前世界各国共同面对的公共健康问题。据国际糖尿病联盟统计,全球糖尿病患者有4.63亿,预计到2045年将达到7亿。国际糖尿病联盟发布的第九版全球糖尿病地图数据显示,2019年我国有1.164亿糖尿病患者,约占全球糖尿病患者的25%,其数量远远超过其他国家成为世界上糖尿病患者人数最多的国家。从1980年开始,我国进行了多次全国范围内的大规模糖尿病流行病学调查,发现我国的糖尿病患病率已从最初的0.67%飙升至2020年的12.8%。我国糖尿病总患病率保持持续增长的趋势,而且到目前为止并没有出现任何停滞或拐点。

糖尿病的流行具有明显的特征,在疾病类型、年龄、民族和地域方面均有差别。从疾病类型上看,2型糖尿病是最常见的糖尿病类型,约占所有类型糖尿病患者人数的90%,糖尿病前期患者和未确诊患者人数众多。糖尿病可以发生在任何年龄段。2000年我国

60 岁以上的老年人糖尿病患病率为 10%,2006 年增加到 13%,2008 年之后的调查结果显示该数据均在 20% 以上。近些年青年人和儿童的糖尿病患病率在不断上升,糖尿病的发病趋向于年轻化。在民族和地域方面,我国糖尿病患病率具有明显的差异。满族和汉族糖尿病患病率最高,藏族和回族患病率最低;地域方面,东部地区患病率高于中部和西部地区,北京、天津和上海的患病率位于全国前列,东北三省(辽宁、吉林、黑龙江)和新疆的患病率也较高,西藏和广西等地的患病率较低。

我国糖尿病患者人数多,但疾病知晓、治疗和控制现状并不理想。据国际糖尿病联盟统计,我国未确诊的糖尿病患者达 6500 万,是世界上未确诊糖尿病患者人数最多的国家。《中国居民营养与慢性病状况报告》(2015)显示,我国 18 岁及以上居民的糖尿病知晓率为 36.1%,治疗率为 33.4%,控制率为 30.6%。《中国居民营养与慢性病状况报告》(2020)显示,我国成人糖尿病的发病率为 11.9%,比 2018 年的发病率有所下降。

糖尿病是一个慢性渐进的疾病,只有通过规律的治疗将血糖控制在理想的范围,才能减少并发症和死亡的发生率,然而我国近三分之二的糖尿病患者并不知晓自身已患病,近三分之一的糖尿病患者的疾病未得到治疗和有效控制,必然会导致糖尿病疾病负担持续增加,给个人和国家带来沉重的医疗负担。

三、糖尿病分型

2019 年 WHO 发布糖尿病的分型为 1 型糖尿病、2 型糖尿病、混合型糖尿病、特殊类型糖尿病、妊娠期首次发现的高血糖和未分类糖尿病六大类。其中,1 型和 2 型糖尿病不再细分亚类,混合型糖尿病则包括成人隐匿性自身免疫性糖尿病(latent autoimmun diabetes in adults,LADA)和酮症倾向的 2 型糖尿病。特殊类型糖尿病是病因学相对明确的糖尿病,当没有明确的糖尿病分型诊断时,特别是初诊时,应暂时使用未分类糖尿病这一类别。《2020 年美国糖尿病学会糖尿病医学诊疗标准》(以下简称 2020 年 ADA 标准)指出,糖尿病仍然分为 1 型糖尿病、2 型糖尿病、妊娠糖尿病和其他类型糖尿病四种类型。2020 年 ADA 标准将 LADA 纳入到 1 型糖尿病中。

四、发病机制

1.1 型糖尿病

1 型糖尿病可以发生在任何年龄,但最常见于青少年和儿童。1 型糖尿病病因迄今尚未阐明,最为熟知的机制是自身免疫的破坏,即胰岛细胞受到自身免疫系统的攻击丧失合成和分泌胰岛素的功能。随着研究的深入,有学者提出"双重糖尿病假说",即部分

1 型糖尿病患者同时有 1 型糖尿病(胰岛 β 细胞被破坏)和 2 型糖尿病(具有胰岛素抵抗)的病因,并且临床和实验证据均表明 1 型糖尿病患者确实存在胰岛素抵抗。胰岛素抵抗可能是一种发生在青春期、感染、服用某些药物以及吸烟短暂适应期的生理或病理现象。肥胖、生活方式以及患者的遗传背景亦可引起胰岛素抵抗,而 1 型糖尿病由环境和遗传的多因素引起,这说明胰岛素抵抗和 1 型糖尿病的发病或许存在相关性。在分子水平上,与肥胖相关的细胞因子的表达可导致 β 细胞凋亡,而 1 型糖尿病就是 β 细胞群原发性丢失所致。以往认为胰岛素抵抗、肥胖与 2 型糖尿病有关,现在研究认为这些因素也参与了 1 型糖尿病的发生、发展。由于 1 型糖尿病是多因素引起的疾病,其发病机制还有待进一步研究与验证。

2. 2 型糖尿病

2 型糖尿病的病因和发病机制目前亦不明确,其显著的病理生理学特征为胰岛素调控葡萄糖代谢能力的下降(胰岛素抵抗)伴随胰岛 β 细胞功能缺陷所导致的胰岛素分泌减少或相对减少(胰岛素缺乏)。胰岛素抵抗可能和遗传、环境、肥胖等因素有关,并伴随着糖尿病发生、发展的全过程。随着胰岛素抵抗的发展,β 细胞增加胰岛素产量,以补偿和维持血糖水平在正常身体功能所需的狭窄范围内。如果胰岛素抵抗持续或随着时间的推移而增加,β 细胞将开始衰竭发展成糖尿病。胰岛素缺乏也会影响 2 型糖尿病的发生、发展,可能是由于胰岛素、葡萄糖和脂质对 β 细胞的毒性作用或遗传因素导致 β 细胞耗竭所致。在 2 型糖尿病的发病机制中,胰岛素抵抗和胰岛素缺乏孰先孰后还存在争论,这其中有多少是遗传因素,有多少是环境因素,也尚在研究当中。由于 2 型糖尿病的发生与多种因素之间存在着密切的联系,目前临床研究还发现细胞膜脂质成分的改变、炎症、胃肠道效应、病毒感染等多因素的作用在 2 型糖尿病发生、发展中起重要作用。

3. 妊娠期糖尿病

妊娠期糖尿病影响 5% ~ 6% 的孕妇,并且在大多数情况下是 2 型糖尿病的早期形式。妊娠期糖尿病是由多种因素导致的,其中经典观点认为是由妊娠期葡萄糖需要量增加,胰岛素抵抗和胰岛素分泌相对不足引起的。目前临床研究也认为,妊娠期糖尿病的发病机制与遗传因素、炎性因子、脂肪因子、雌激素受体表达减少、白细胞中腺苷受体的表达升高等有关。

4. 特殊类型糖尿病

特殊类型糖尿病是病因学相对明确的糖尿病,按照美国糖尿病学会的糖尿病诊断标准包含以下 8 类:胰岛 β 细胞功能遗传缺陷、胰岛素作用遗传缺陷、胰腺外分泌疾病、内分泌疾病、药物或化学物诱导、感染、免疫介导的罕见类型以及其他糖尿病相关的遗传综合征。随着对糖尿病发病机制研究的深入,特殊类型糖尿病的种类会逐渐增加。

2020 年 ADA 标准指出以 β 细胞为中心的糖尿病分型方案可能是未来更优的选择。

五、临床表现

1 型糖尿病多见于青少年,一般起病较急,诊断和治疗前可表现为"三多一少"的典型症状,少数患者可能会以糖尿病酮症酸中毒昏迷或急腹症为首次发病的表现。2 型糖尿病以成年人多见,起病隐匿,经常与肥胖症、血脂异常、高血压等疾病同时或者先后发生。部分 1 型、2 型糖尿病患者早期也可无任何症状,需要借助血糖检测方能发现,并且随着疾病的发展,糖尿病患者会逐渐出现多系统损伤相关的临床症状。

1. 典型症状

(1)多尿:由于血糖过高,超过肾糖阈,经肾小球滤出的葡萄糖不能完全被肾小管重吸收,形成渗透性利尿,血糖越高,尿糖排泄越多,尿量越多。

(2)多饮:由于高血糖使血浆渗透压明显增高,加之多尿,水分丢失过多,发生细胞内脱水,加重高血糖,使血浆渗透压进一步明显升高,刺激口渴中枢,导致口渴而多饮,而多饮又进一步加重了多尿。

(3)多食:多食的机制尚不明确,多数学者认为是葡萄糖利用率降低所致。糖尿病患者不能充分吸收体内的葡萄糖,使得身体处于"半饥饿"的状态,从而刺激患者多食。

(4)体重下降:由于胰岛素绝对或相对缺乏,或胰岛素抵抗,机体不能充分利用葡萄糖产生能量,致使脂肪和蛋白质分解加强,消耗过多,体重逐渐下降。

(5)其他:部分患者还可出现皮肤瘙痒、乏力、阴道炎、肢体酸痛与麻木、月经失调、性欲减退、视力下降等表现。

2. 糖尿病急性并发症

(1)糖尿病酮症酸中毒(diabetic ketoacidosis,DKA):是由于胰岛素严重缺乏和升糖激素不适当升高引起的糖、脂肪和蛋白质代谢严重紊乱的综合征。临床以高血糖、高血清酮体和代谢性酸中毒为主要表现。血糖多为 16.7 ~ 33.3mmol/L,血酮体 >4mmol/L。

1 型糖尿病有发生 DKA 的倾向;2 型糖尿病在一定的诱因下也可发生 DKA,常见诱因包括急性感染、胰岛素不适当减量或突然中断治疗、饮食不当、胃肠疾病、脑卒中、心肌梗死、创伤、手术、妊娠、分娩、精神刺激等,有时也可没有明显诱因。

DKA 常呈急性发病。在 DKA 发病前数天可有多尿、烦渴多饮和乏力症状的加重;失代偿阶段可出现食欲减退、恶心、呕吐、头痛、烦躁、嗜睡等症状,呼吸深快,呼气中有烂苹果味(丙酮气味);病情进一步发展,可出现严重失水的现象,尿量减少,皮肤黏膜干燥,眼球下陷,脉快而弱,血压下降,四肢厥冷;到晚期,各种反射迟钝甚至消失,导致昏迷。

(2)高血糖高渗状态(hyperosmolar hyperglycemic state,HHS):是糖尿病的严重急性并发症之一,临床特征为严重的高血糖、脱水、血浆渗透压升高而无明显的酮症酸中毒,患者常有不同程度的意识障碍或昏迷。HHS起病隐匿,一般从开始发病到出现意识障碍需要1~2周,偶尔急性起病。常先出现口渴、多尿和乏力等糖尿病症状,或原有症状进一步加重,多食不明显,有时甚至厌食。病情逐渐加重出现典型症状,主要表现为脱水和神经系统症状。通常患者血浆渗透压>320mOsm/L时,即可出现精神症状,如淡漠、嗜睡等;当血浆渗透压>350mOsm/L时,可出现定向力障碍、幻觉、癫痫样发作、偏瘫、偏盲、失语、视觉障碍、昏迷等。

(3)低血糖:对非糖尿病患者来说,低血糖症的诊断标准为血糖<2.8mmol/L。而接受药物治疗的糖尿病患者只要血糖≤3.9mmol/L就属于低血糖症范畴。重度低血糖症是指需要他人协助积极给予葡萄糖、胰高血糖素或实施其他复苏行动的事件。症状性低血糖症具有低血糖的典型症状,且血糖≤3.9mmoL/L。无症状性低血糖症不伴有低血糖典型症状但测得血糖≤3.9mmoL/L。拟诊的症状性低血糖症是具有低血糖典型症状但未监测血糖。假性低血糖症是具有低血糖典型症状但测得的血糖>3.9mmoL/L。

低血糖的临床表现与血糖水平以及血糖的下降速度有关,具体症状可分为两类:交感神经兴奋的表现,如心慌、出汗、无力、颤抖、饥饿感、面色苍白、软弱无力、心率加快、四肢冰凉等;中枢神经的表现,如精神不集中、思维与语言迟钝、头晕、嗜睡、躁动、易怒、行为怪异等精神症状,严重者可出现惊厥、昏迷甚至死亡。老年患者发生低血糖时,可表现为行为异常或其他非典型症状。

3.糖尿病慢性并发症

(1)糖尿病大血管病变:是由于主动脉、冠状动脉、脑基底动脉、肾动脉及周围动脉等出现的动脉粥样硬化,导致心血管、脑血管、下肢血管等病变引起相应的临床表现。大血管病变在非糖尿病患者也可出现,但糖尿病患者动脉硬化发病较早、发展较快、病情较重、病死率高。

(2)糖尿病微血管病变:是糖尿病的特异性病变,糖尿病微血管并发症包括肾脏病变、视网膜病变、神经病变和心肌病变,其中临床上常以糖尿病视网膜病变、糖尿病肾病和糖尿病神经病变为反映糖尿病性微血管病变的主要场所。

(3)糖尿病肾病:是指由糖尿病所致的肾脏疾病,是糖尿病最主要的微血管并发症之一。糖尿病肾病是一种由于多种因素引起的疾病,发病机制与多种细胞、分子及相关因素有关,目前已知血流动力学改变、肾素 - 血管紧张素Ⅱ - 醛固酮系统激活、糖代谢紊乱以及炎症递质等会诱发糖尿病肾病,但具体机制仍未详细阐明。临床上以持续白蛋白尿或(和)肾小球滤过率进行性下降为特征,最终可进展为终末期肾脏疾病。

（4）糖尿病视网膜病变(diabetic retinopathy,DR):是导致成人失明的主要原因之一,基本病理过程是长期异常升高的血糖通过多种机制对血 - 视网膜屏障进行破坏,进而导致视网膜缺血、缺氧,患者视力逐渐下降。临床上 DR 分为非增殖性糖尿病视网膜病变、增殖性糖尿病视网膜病变及糖尿病性黄斑水肿。临床分级标准采用 2002 年由美国眼科协会和国际眼病学会发布的《糖尿病视网膜病变的国际临床分级标准》(表 4 - 1、表4 - 2)。

表 4 - 1　糖尿病视网膜病变的国际临床分级标准(2002 年版)

病变严重程度	散瞳眼底检查所见
无明显视网膜病变	无异常
非增殖性视网膜病变	
轻度	仅有微动脉瘤
中度	微动脉瘤,存在轻于重度非增殖性 DR 的表现
重度	出现以下任何 1 个表现,但尚无增生型 DR: (1)4 个象限中所有象限均有多于 20 处视网膜内出血; (2)在 2 个以上象限有静脉串珠样改变; (3)在 1 个以上象限有显著的视网膜内微血管
增殖性视网膜病变	出现 1 种或多种体征:新生血管形成、玻璃体积血或视网膜前出血

表 4 - 2　糖尿病性黄斑水肿分级

病变严重程度	散瞳眼底检查所见
无明显糖尿病黄斑性水肿	后极部无明显视网膜增厚或硬性渗出
有明显糖尿病黄斑性水肿	后极部有明显视网膜增厚或硬性渗出
轻度	后极部存在部分视网膜增厚或硬性渗出,但远离黄斑中心
中度	视网膜增厚或硬性渗出接近黄斑但未涉及黄斑中心
重度	视网膜增厚或硬性渗出涉及黄斑中心

（5）糖尿病神经病变:可累及中枢神经及周围神经,以后者多见。周围神经病变中以远端感觉神经病变最为常见,临床以四肢末端对称性麻木、蚁行、感觉减退、针刺样疼痛、

肌肉萎缩、乏力等为主要表现。自主神经病变也较为常见,临床以心血管(直立性低血压、心肌梗死、恶性心律失常和猝死等)、胃肠道(上腹饱胀、胃轻瘫、排便困难等)和泌尿系统、生殖系统(性功能障碍、排尿障碍、尿路感染等)及其他自主神经(出汗减少或不出汗,手足干燥开裂等)症状为主要表现。

(6)糖尿病足:是糖尿病患者因下肢远端神经异常和不同程度的血管病变导致的足部感染、溃疡与深层组织破坏,是糖尿病最严重和治疗费用最高的慢性并发症之一,重者可以导致截肢和死亡。临床症状以肢端刺痛、麻木、感觉减退或缺失、呈袜套样改变等神经病变表现和皮肤干燥、弹性差、皮温下降、色素沉着、肢端动脉搏动减弱或消失等下肢缺血表现为主。目前临床上广为接受的分级方法主要是 Wagner 分级和 Texas 分级。Wagner 分级评估了糖尿病足的严重程度;Texas 分级从病变程度和病因两个方面对糖尿病足溃疡及坏疽进行了评估,更好地体现了创面感染和缺血的情况(表4-3、表4-4)。

表4-3　糖尿病足的 Wagner 分级

分级	临床表现
0 级	有发生足溃疡的危险因素,但目前无溃疡
1 级	足部表浅溃疡,无感染征象,突出表现为神经性溃疡
2 级	较深溃疡,常合并软组织感染,无骨髓炎或深部脓肿
3 级	深部溃疡,有脓肿或骨髓炎
4 级	局限性坏疽(趾、足跟或前足背),其特征为缺血性坏疽,通常合并神经病变
5 级	全足坏疽

表4-4　糖尿病足的 Texas 分级

分级	特点	分期	特点
0 级	足部溃疡史	A 期	无感染和缺血
1 级	表浅溃疡	B 期	合并感染
2 级	溃疡累及肌腱	C 期	合并出血
3 级	溃疡累计及骨和关节	D 期	感染和出血并存

六、实验室及其他检查

1. 血糖监测

血糖是诊断糖尿病的主要依据,也是判断糖代谢状态、评价糖尿病患者血糖控制水平的重要手段。目前临床上血糖的测量方式主要包括静脉血浆血糖测定、毛细血管血糖测定、持续葡萄糖监测等。根据采血的时间点不同,分为空腹血糖、糖负荷后血糖及随机血糖。

持续葡萄糖监测(continuous glucose monitoring,CGM)是一种新型的血糖监测方法,经过植入皮下的葡萄糖感知器,连续监测组织间液葡萄糖水平。CGM 分为回顾性和实时CGM,回顾性 CGM 不能实时显示血糖,需连续几天的监测结束后再进行回顾性分析。实时 CGM 能实时监测,显示血糖值并具有报警的功能。CGM 系统可以全面、连续、动态地反映患者血糖水平,能发现不易被传统监测方法所探测到的高血糖和低血糖,尤其是餐后高血糖和夜间无症状性低血糖。

葡萄糖耐量试验即测定糖负荷后血糖,是诊断糖尿病的"金标准",包括静脉葡萄糖耐量试验(intravenous glucose tolerance test,IVGTT)和口服葡萄糖耐量试验(oral glucose tolerance test,OGTT),前者多用于临床研究,后者通过口服葡萄糖对胰岛细胞产生刺激而引发胰岛素释放增加,对人体胰岛细胞功能状态进行反应,在糖尿病诊断、胰岛功能判定、糖尿病分型、疾病预防以及治疗效果等方面均具有较为广泛的用途。

2. 糖化血红蛋白 A1 测定

糖化血红蛋白 A1 测定(glycated hemoglobin A1c,HbA1c)反映了既往 2 ~ 3 个月平均血糖水平的指标,在临床上已作为评估长期血糖控制状况的金标准,也是临床决定是否需要调整治疗的重要依据。标准的 HbA1c 检测方法正常参考值为 4% ~ 6% ,检测频率在糖尿病治疗之初每 3 个月检测 1 次,达到控制目标后,可以每 6 个月检测 1 次。糖化血红蛋白受血红蛋白数量与质量变化因素的影响,对于贫血和血红蛋白异常的患者检测结果不可靠。由于国内 HbA1c 检测方法标准化程度不高、测定的仪器及质量控制尚不符合诊断糖尿病要求等原因,我国尚未用于诊断糖尿病。

3. 糖化白蛋白

糖化白蛋白(glycated albumin,GA)对短期内血糖变化比 HbA1c 敏感,能够有效、可靠地评估短期血糖控制状况,可作为糖化血红蛋白监测的补充指标。GA 还可用于糖尿病筛查,并辅助鉴别急性应激如外伤、感染等所导致的应激性高血糖。GA 受白蛋白更新速度的影响,对患有肾病综合征、肝硬化等疾病者的检测结果不可靠。

4.1,5 – 脱水葡萄糖醇

1,5 – 脱水葡萄糖醇(1,5 – AG)是人体内化学惰性的可溶性单糖,其检测不受糖尿病患者病程、年龄、饮食、运动等因素影响,可准确而迅速地反映糖尿病患者 1 ~ 2 周内的血糖控制情况,尤其是对餐后血糖波动的监测具有明显优越性。

5. 尿糖测定

尿糖是诊断糖尿病的线索,可以间接反映血糖变化。尿糖阳性提示血糖值超过肾糖阈,在某些生理或病理状态下可能会出现,并不一定就是糖尿病。尿糖阳性者,均应做糖尿病相关检查,以便明确诊断。

6. 其他辅助检查

①常规测量血脂、肝肾功能、尿常规、尿白蛋白/肌酐值,有条件时可行心电图、眼底和周围神经检查等。②胰岛素释放试验可评估胰岛 β 细胞功能。③谷氨酸脱羧酶抗体、胰岛细胞抗体、人胰岛细胞抗原2抗体等可以明确糖尿病分型。④出现急性严重代谢紊乱时还应当检查酮体、电解质、酸碱平衡等。

七、糖尿病的诊断

目前我国糖尿病的分类和诊断标准采用 WHO(1999 年)标准,其中,血糖值以静脉血浆血糖为依据,毛细血管血糖值作为参考。空腹血浆葡萄糖或口服葡萄糖耐量试验(OGTT)2 小时血浆葡萄糖值可单独用于流行病学调查或人群筛查。

糖代谢分类(表 4-5):正常血糖指空腹血糖为 3.9~6.1mmol/L,OGTT 2 小时血糖 <7.8mmol/L。高血糖状态可分为空腹血糖受损(impaired fasting glucose,IFG)、糖耐量异常(impaired glucose tolerance,IGT)和糖尿病,其中,IFG 和 IGT 统称为糖调节受损,也称糖尿病前期。

表 4-5　糖代谢分类(WHO,1999)

糖代谢分类	静脉血浆葡萄糖(mmol/L)	
	空腹血糖	OGTT 2 小时血糖
正常血糖	<6.1	<7.8
空腹血糖受损	≥6.1,<7.0	<7.8
糖耐量异常	<7.0	≥7.8,<11.1
糖尿病	≥7.0	≥11.1

糖尿病的诊断标准见表 4-6。

表 4 - 6　糖尿病的诊断标准（中华医学会糖尿病学分会 2020 年版）

诊断标准	静脉血浆葡萄糖或 HbA1c 水平
典型糖尿病症状	
加上随机血糖	≥11.1mmol/L
或加上空腹血糖	≥7mmol/L
或加上 OGTT 2 小时血糖	≥11.1mmol/L
或加上 HbA1c	≥6.5%
无糖尿病典型症状者，需改日复查确认	—

注：OGTT 为口服葡萄糖耐量实验；HbA1c 为糖化血红蛋白。典型糖尿病症状包括烦渴多饮、多尿、多食、不明原因的体重下降；随机血糖指不考虑上次用餐时间，一天中任意时间的血糖，不能用来诊断空腹血糖受训或糖耐量减低；空腹状态指至少 8 小时没有进食热量。

八、糖尿病的治疗

1. 综合治疗

糖尿病的治疗应遵循综合管理的原则，包括控制高血糖、高血压、血脂异常、超重、肥胖、高凝状态等心血管多重危险因素，在生活方式干预的基础上进行必要的药物治疗，以提高糖尿病患者的生存质量和延长预期寿命。降糖治疗包括控制饮食、合理运动、血糖监测、糖尿病教育和应用降糖药物等综合性治疗措施。

2. 营养治疗

营养治疗是糖尿病的基础治疗手段，也是糖尿病及其并发症的预防、治疗、自我管理以及教育的重要组成部分。营养治疗可由营养师或糖尿病综合管理团队帮助制订个体化的营养治疗方案（包括评估患者的营养状况、设定合理的营养治疗目标、调整总能量的摄入），在满足个体饮食喜好的同时，合理、均衡分配各种营养素等。

3. 运动治疗

运动锻炼有助于糖尿病患者控制血糖，减少心血管危险因素，减轻体重，改善长期疾病产生的负面情绪，提高生活质量，而且对糖尿病高危人群一级预防效果显著。运动项目要与患者的年龄、病情及身体承受能力相适应，并循序渐进、持之以恒。

4. 药物治疗

药物治疗包括口服降糖药物和胰岛素治疗。已有或传统的口服降糖药物主要有以下几种类型：促胰岛素合成、分泌药，胰岛素增敏剂，减缓碳水化合物吸收类药，促血糖排除类药等。

（1）促胰岛素合成、分泌药如下。

磺脲类药物：磺脲类药物的降血糖效果显著且应用时间较久，可作为2型糖尿病患者的一线备选药物。磺脲类药物主要适用于饮食、运动控制不太理想的2型糖尿病患者、新诊断的2型非肥胖和运动控制不理想的糖尿病患者、胃肠道反应不耐受的糖尿病患者。目前在我国上市的磺脲类药物主要有格列喹酮、格列吡嗪、格列美脲、格列本脲和格列齐特。对于餐后血糖上升明显的糖尿病患者建议选择格列喹酮和格列吡嗪治疗，而对于空腹血糖上升明显的糖尿病患者，建议选择格列美脲、格列本脲及格列齐特等治疗。磺脲类药物最常见的不良反应为体重增加、低血糖、胃肠道反应、皮肤瘙痒及斑丘疹等。

格列奈类药物：为非磺脲类促胰岛素分泌剂，我国上市的有瑞格列奈、那格列奈和米格列奈。此类药物主要通过刺激胰岛素的早时相分泌而降低餐后血糖，具有见效快、作用时间短的特点。此类药物需在餐前即刻服用，也可单独使用或与其他降糖药联合应用。常见不良反应是低血糖和体重增加，但低血糖的风险和程度较磺脲类药物轻。

二肽基肽酶－Ⅳ（DPP－Ⅳ）抑制剂：通过抑制DPP－Ⅳ活性，减缓胰高血糖素样肽－1（GLP－1）和糖依赖性胰岛素释放肽的降解，提高内源性GLP－1水平和活性，促进β细胞分泌胰岛素、抑制α细胞分泌胰高血糖素，从而提高胰岛素水平，降低血糖。单独使用DPP－Ⅳ抑制剂时发生低血糖的风险较低，同时能够降低HbA1c水平。目前在国内上市的DPP－Ⅳ抑制剂为西格列汀、沙格列汀、维格列汀、利格列汀和阿格列汀。DPP－Ⅳ作为一种新型口服降糖药广泛应用于临床糖尿病的治疗中，但对其长期安全性（如是否会增加心衰、胰腺炎、胰腺癌、免疫效应的风险），临床尚无充分认识，有待进一步考证。

GLP－1受体激动剂：属于肠促胰素类药物，是糖尿病治疗领域的一类新型降糖药。相较于胰岛素和其他促胰岛素分泌剂，GLP－1最显著的优势在于严格根据血糖阈值来完成降糖作用和通过降低体重来控制糖尿病危险因素。常见不良反应为胃肠道症状，主要见于初始治疗时，不良反应可随治疗时间延长逐渐减轻。目前国内上市的GLP－1受体激动剂为艾塞那肽、利拉鲁肽、利司那肽和贝那鲁肽，均需皮下注射。

（2）胰岛素增敏剂如下。

双胍类药物：通过减少肝脏葡萄糖的输出和改善外周胰岛素抵抗而降低血糖，目前临床应用较多的双胍类药物为盐酸二甲双胍。二甲双胍因具有良好的单药及联合治疗疗效和安全性，已经成为2型糖尿病控制高血糖的一线用药和药物联合中的基本用药。二甲双胍常见的不良反应为胃肠道反应，可从小剂量开始逐渐加量，多数患者长时间服用后可耐受。双胍类药物禁用于肾功能不全、肝功能不全、严重感染、缺氧或接受大手术的患者,造影检查若使用碘化对比剂时,也应暂时停用二甲双胍。

噻唑烷二酮类药物:主要通过增加靶细胞对胰岛素作用的敏感性而降低血糖,可改善2型糖尿病患者的胰岛素抵抗、高胰岛素血症和糖代谢紊乱,而且在调节脂质代谢、降血压、抗动脉粥样硬化、抑制炎症反应和保护肾脏等方面也具有一定作用,代表药物主要有罗格列酮和吡格列酮。噻唑烷二酮类药物可能发生体重显著增加、加大骨折发生率和心衰发生率等的不良反应,心力衰竭(纽约心脏学会心功能分级Ⅱ级以上)和严重骨质疏松的糖尿病患者需禁用噻唑烷二酮类药物。

(3)减缓碳水化合物吸收类药:主要是α-葡萄糖苷酶抑制剂。α-葡萄糖苷酶抑制剂是通过抑制碳水化合物在小肠上部的吸收而降低餐后血糖的,适用于以碳水化合物为主要食物成分和餐后血糖升高的患者,一般进餐时随第一口饭嚼碎同服。α-葡萄糖苷酶抑制剂的常见不良反应为胃肠道反应(如腹胀、排气等),可从小剂量开始,逐渐加量可减少不良反应。服用α-葡萄糖苷酶抑制剂的患者如果出现低血糖,治疗时需使用葡萄糖或蜂蜜,因食用蔗糖或淀粉类食物纠正低血糖的效果差。国内上市的α-葡萄糖苷酶抑制剂有阿卡波糖、伏格列波糖和米格列醇。

(4)促血糖排出类药:钠-葡萄糖协同转运蛋白2(SGLT-2)抑制剂是一种新型的口服降糖药,通过抑制肾脏对葡萄糖的重吸收,使过量的葡萄糖从尿液中排出,直接降低血糖。临床研究发现,SGLT-2在降低糖化血红蛋白、控制血压、降低心血管疾病和终末期肾脏疾病风险等方面具有良好的安全性。SGLT-2抑制剂的常见不良反应为脚和脚趾截肢、癌症、DKA、骨折风险和泌尿系统真菌感染。目前在我国被批准临床使用的SGLT-2抑制剂为达格列净、恩格列净和卡格列净。

(5)胰岛素的治疗如下。

适应证:1型糖尿病患者;新发2型糖尿病患者发生糖尿病酮症酸中毒等急性并发症者;新诊断糖尿病患者分型困难者;2型糖尿病患者在生活方式和口服降糖药治疗的基础上血糖控制不满意者;糖尿病病程中(包括新诊断的2型糖尿病)出现明显诱因的体重显著下降者。

制剂类型:根据来源和化学结构的不同,胰岛素可分为动物胰岛素、人胰岛素和胰岛素类似物。根据胰岛素的起效时间、达峰时间以及作用时间、作用特点的差异,胰岛素又可分为速效胰岛素类似物、短效胰岛素、中效胰岛素、长效胰岛素、长效胰岛素类似物、预混胰岛素和预混胰岛素类似物(表4-7)。短效胰岛素或速效胰岛素类似物的特点是作用时间短,起效快,一般餐前使用以控制餐后血糖,还可在糖尿病急性并发症、严重感染、手术、心脑血管事件等应激状态时应用。中、长效胰岛素起效慢,药效持久,主要作为基础胰岛素,常与口服药联用或在强化治疗时使用;预混胰岛素是短效胰岛素和中效胰岛素按一定比例混合而成,提供基础和餐时胰岛素,控制餐后血糖的同时兼顾整体血糖。

表4-7 临床常用胰岛素一览表

制剂		浓度 (U/mL)	作用时间		
类别	名称		起效	最强	持续
速效	赖脯胰岛素	100	15 分钟	30~70 分钟	2~5 小时
	门冬胰岛素	100	10~20 分钟	1~3 小时	3~5 小时
短效	普通胰岛素(皮下注射)	40,80	0.5~1 小时	2~4 小时	5~7 小时
	普通胰岛素(静脉注射)	40,80	10~30 分钟	15~30 分钟	0.5~1 小时
	生物合成人胰岛素	40,100	0.5 小时	1.5~3.5 小时	7~8 小时
	重组人胰岛素	40,100	0.5 小时	2~4 小时	6~8 小时
中效	低精蛋白锌胰岛素	40~80	2~4 小时	8~12 小时	18~24 小时
	精蛋白生物合成人胰岛素	40~100	1.5 小时	4~12 小时	最多 24 小时
	精蛋白锌重组人胰岛素	40~100	1.5 小时	4~10 小时	18~24 小时
	精蛋白重组人胰岛素	40~100	2~4 小时	8~12 小时	18~24 小时
长效	甘精胰岛素	100	2~3 小时	无峰	30 小时
	地特胰岛素	100,333	3~4 小时	3~14 小时	24 小时
预混 胰岛素	70/30 制剂	40~100	0.5 小时	2~12 小时	14~24 小时
	50/50 制剂	100	0.5 小时	2~3 小时	10~24 小时
	门冬胰岛素 30	100	10~20 分钟	1~4 小时	14~24 小时
	门冬胰岛素 50	100	10~20 分钟	1~4 小时	14~24 小时
	赖脯胰岛素 50	100	15 分钟	30~70 分钟	16~24 小时
	赖脯胰岛素 75/25	100	15 分钟	30~70 分钟	16~24 小时

胰岛素的治疗方案:包括起始治疗方案和多次注射方案。一般根据血糖水平调整用量,每3~5天调整1次,每次调整1~4U,直至血糖达标。①胰岛素的起始治疗方案:糖尿病患者起始治疗时,可选用基础胰岛素或预混胰岛素。基础胰岛素的使用方法是起始剂量以体重计算,通常为 0.1~0.3U/(kg·d),肥胖者或 HbA1c > 8% 时,可考虑以 0.2~0.3U/(kg·d)起始。应用基础胰岛素治疗时可不停用磺脲类促胰岛素分泌剂等。预混胰岛素的使用方法是根据患者的血糖水平,可选择每日1或2次的注射方案。每日注射1次预混胰岛素,起始的胰岛素剂量一般为 0.2U/(kg·d),晚餐前注射。当 HbA1c 比较高时,使用每日2次注射方案,起始的胰岛素剂量一般为 0.2~0.4U/(kg·d),按1:1的

比例分配到早餐前和晚餐前。②胰岛素的多次治疗方案：在胰岛素起始治疗的基础上，经过充分的剂量调整，血糖水平控制不理想，如患者的血糖水平仍未达标或出现反复的低血糖，可以采用多次注射胰岛素的方案。治疗方案包括餐时＋基础胰岛素（2～4次/日）、预混胰岛素（每日2或3次）、持续皮下胰岛素输注、短期胰岛素强化治疗。餐时＋基础胰岛素，可在基础胰岛素应用的基础上选择性地在三餐前或某一特定餐前应用餐时胰岛素。预混胰岛素（每日2或3次），其中预混人胰岛素每日2次，预混胰岛素类似物每日2或3次，根据睡前和三餐前血糖水平进行胰岛素剂量调整。持续皮下胰岛素输注是运用胰岛素泵模拟生理胰岛素的分泌模式，是胰岛素强化治疗的另一种形式，适用于1型糖尿病患者、计划受孕和已孕的糖尿病妇女或需要胰岛素治疗的妊娠糖尿病患者、需要胰岛素强化治疗的2型糖尿病患者。对于HbA1c≥9%或空腹血糖≥11.1mmol/L伴明显高血糖症状的新诊断2型糖尿病患者，可实施短期胰岛素强化治疗，治疗时间以2周至3个月为宜。

注意事项：①严格掌握胰岛素应用的适应证，避免滥用胰岛素。②由于胰岛素的增重效应，对于肥胖患者（体重指数＞28kg/m^2）应尽量在口服2种以上降糖药物治疗后血糖控制不达标的情况下开始起始胰岛素治疗。③对于老年2型糖尿病患者或者糖尿病合并有严重心脑血管疾病的患者，低血糖耐受性差，应采取较为宽松的血糖控制目标，较正常胰岛素用量应减少。④基础胰岛素除可与促胰岛素分泌剂联用外，不建议其他种类胰岛素与促胰岛素分泌剂联用，以减少发生低血糖的风险。

5. 联合治疗

糖尿病是一种进展性的疾病，随着病程的进展，血糖有逐渐升高的趋势，控制高血糖的治疗强度也应随之加强，常需要多种手段的联合治疗。

（1）胰岛移植和干细胞疗法：胰岛移植对于1型糖尿病、糖尿病合并终末期肾病具有重要的治疗价值，但目前仍存在烦琐的技术手段、供体材料的稀缺、免疫排斥、胰岛分离纯化无标准流程等问题制约其发展。干细胞疗法可以弥补胰岛移植中供体材料的稀缺、免疫排斥的问题，但是目前大部分的研究还处于细胞和动物实验水平。

（2）糖尿病的代谢手术治疗：国际糖尿病组织认为代谢手术是治疗2型糖尿病的手段之一，并鼓励内、外科合作共同管理接受代谢手术的2型糖尿病患者。目前普遍被接受的标准术式有4种，即腹腔镜胃旁路术、腹腔镜胃袖状切除术、腹腔镜可调节胃绑带术、胆胰分流并十二指肠转位术，但是目前手术适应证、手术方式的选择、远期疗效等方面还缺乏统一的标准，仍需进一步研究。

6. 糖尿病并发症的治疗

（1）DKA的治疗原则为尽快补液以恢复血容量，纠正失水状态；降低血糖；纠正电解质及酸碱平衡失调,同时积极寻找和消除诱因,防治并发症,降低病死率。对单有酮症者,需适当补充液体和胰岛素治疗,直到酮体消失。DKA 应按以下方法积极治疗。

补液:由于严重脱水、组织微循环灌注不良,使胰岛素不能发挥生物效应,因此在使用胰岛素的同时予以足量的液体和电解质是治疗的关键。治疗中补液速度应先快后慢,第 1 小时输入生理盐水,速度为 15~20mL/(kg·h)(一般成人 1~1.5L),随后补液速度取决于脱水程度、电解质水平、尿量等。要在第 1 个 24 小时内补足预估的液体丢失量,补液治疗是否奏效,要看血流动力学(如血压)、出入量、实验室指标及临床表现。对有心、肾功能不全者,在补液过程中要监测血浆渗透压,并经常对患者心脏、肾脏、神经系统状况进行评估以防止补液过多。

胰岛素:连续静脉输注胰岛素 0.1U/(kg·h),对于重症患者,可采用首剂静脉注射胰岛素 0.1U/kg,随后以 0.1U/(kg·h)的速度持续输注。若第 1 小时内血糖下降不足 10%,或有条件监测血清酮体时,血清酮体下降速度 <0.5mmol/(L·h),且脱水已基本纠正,则增加胰岛素剂量为 1U/h。当 DKA 患者血糖降至 13.9mmoL/L 时,应减少胰岛素输入量至 0.05~0.1U/(kg·h),并开始给予 5% 葡萄糖液,此后需要根据血糖来调整胰岛素给药速度和葡萄糖浓度,并需持续进行胰岛素输注直至 DKA 缓解。

纠正电解质紊乱和酸碱失衡:积极补钾,补钾治疗应和补液治疗同时进行。血钾 <5.2mmol/L 时,在尿量 >40mL/h 的前提下,应开始静脉补钾;严重低钾血症可危及生命,若发现血钾 <3.3mmol/L,应优先进行补钾治疗,当血钾升至 3.5mmol/L 时,再开始胰岛素治疗,以免发生心律失常、心脏骤停和呼吸肌麻痹。纠正酸碱失衡,原则上不积极补碱,但严重的代谢性酸中毒可能会引起心肌受损、脑血管扩张、严重的胃肠道并发症以及昏迷等。当 pH 值 <7 时可考虑适当补充等渗碳酸氢钠液,直到 pH 值 >7。静脉 pH 应每 2 小时测定一次,维持 pH 值在 7 以上。

去除诱因和治疗并发症:如休克、感染、心力衰竭、心律失常、脑水肿和肾衰竭等。

(2)HHS 的治疗主要包括积极补液,纠正脱水;小剂量胰岛素静脉输注,控制血糖;纠正水、电解质和酸碱失衡,以及去除诱因和治疗并发症,基本同 DKA。HHS 患者发生静脉血栓的风险显著高于 DKA 患者,除非有禁忌证,患者可使用低分子肝素进行预防性抗凝治疗。早期可给予连续性肾脏替代治疗,帮助清除循环中的炎性介质、内毒素,减少多器官功能障碍综合征等严重并发症的发生,但连续性肾脏替代治疗对 HHS 是相对较新的治疗方案,临床需大量研究以明确预后。

(3)糖尿病患者血糖 ≤3.9mmol/L,需要补充葡萄糖或含糖食物。意识清楚者给予口服 15~20g 糖类食品(以葡萄糖为佳);意识障碍者给予 50% 葡萄糖溶液 20~40mL 静脉注射。每 15 分钟监测血糖 1 次,如血糖仍 ≤3.9mmol/L,再给予 15~20g 葡萄糖口服或

50%葡萄糖溶液20～40mL静脉注射;如血糖在3.9mmol/L以上,但距离下一次就餐时间在1小时以上,给予含淀粉或蛋白质食物;如血糖≤3mmol/L,继续给予50%葡萄糖溶液60mL静脉注射。如低血糖仍未纠正,给予静脉注射5%或10%葡萄糖溶液,并在监护下及时转诊。

(4)DR是可防、可控、可避免致盲眼病中的首位疾病,早期诊断、有效治疗对延缓病变进展、减少视力丧失至关重要。控制血糖、血压及血脂可预防或延缓糖尿病视网膜病变的进展,严重者可采用视网膜激光光凝治疗、抗血管内皮生长因子药物治疗、激素治疗和手术治疗等。

(5)在进行糖尿病足治疗之前,首先要评估溃疡性质。缺血性溃疡要重视解决下肢缺血,轻–中度缺血的患者可以实行内科治疗;病变严重的患者可以接受介入治疗或血管外科成形手术,待足部血供改善后再进行溃疡局部处理;神经性溃疡主要是制动减压(减压鞋垫、糖尿病足鞋),特别要注意患者的鞋袜是否合适。

足溃疡感染的处理:①积极进行全身情况的治疗,包括控制血糖、抗感染、代谢调节、下肢血运重建、营养支持(包括纠正贫血、低蛋白血症)等。②彻底清创后根据创面的不同阶段,选择适当的敷料和脱细胞真皮基质、皮肤替代物及脱细胞生物羊膜治疗,促进肉芽生长和足溃疡的愈合。③根据溃疡创面细菌培养和药敏试验,选择合适的抗生素。对于未合并骨髓炎的足溃疡感染,抗生素治疗疗程为1～2周;合并骨髓炎的感染,抗生素治疗疗程为4～6周。④理疗和全身高压氧治疗有助于改善创面的炎症和微循环状况,促进创面愈合。

九、糖尿病的护理

1.营养护理

糖尿病患者营养护理的目标:①维持健康体重,超重或肥胖患者减重的目标是3～6个月减轻体重的5%～10%,消瘦者应通过合理的营养计划达到并长期维持理想体重。②摄入营养均衡的膳食,满足机体对微量营养素的需求。③达到并维持理想的血糖水平,HbA1c维持在正常水平。④减少心血管疾病的危险因素,包括控制血脂异常和高血压。

基础能量摄入按照104.5～125.4kJ/(kg·d)或25～30kcal/(kg·d)计算,再根据患者身高、体重、性别、年龄、活动量、应激状况调整为个体化能量标准。成人的能量平衡以达到或维持理想体重为标准,儿童、青少年则以保持正常生长发育为标准,妊娠期糖尿病则需要同时保证胎儿与母体的营养需求。超重或肥胖的糖尿病患者,应减轻体重,但不推荐糖尿病患者长期接受极低能量（<800kcal/d）的营养治疗。

膳食中碳水化合物所提供的能量可占总能量的50%～65%，脂肪占总能量的20%～30%，肾功能正常的糖尿病患者，蛋白质的摄入量可占供能比的15%～20%。膳食纤维可改善餐后血糖代谢达到长期控制糖尿病的目的，摄入量应达到并超过健康人群的摄入量，即25～30g/d。膳食各营养素之间并不存在最佳的供给比例，可在总能量控制的前提下根据患者的代谢状态进行个体化设定。

此外，糖尿病患者应限制饮酒，若饮酒应计算酒精中所含的总能量。食盐摄入量限制在每天5g以内，同时应限制摄入含钠高的调味品或食物，如味精、酱油、调味酱、腌制品、盐浸等加工食品。糖尿病患者适量摄入糖醇和非营养性甜味剂是安全的。

2. 运动护理

运动前应在专业团队的指导下进行个体化的评估，包括医学评估、运动基础状况的评估、日常运动状态的评估、运动可行性评估。

糖尿病患者可进行有氧运动与抗阻训练相结合的混合运动。有氧运动以中等强度到高强度的运动为主，对于久坐的患者可从低强度运动逐渐开始。中等强度的运动包括快走、太极拳、骑车、乒乓球、羽毛球和高尔夫球等。较大强度运动包括快节奏舞蹈、有氧健身操、慢跑、游泳、骑车上坡、足球、篮球等。如无禁忌证，每周进行2或3次抗阻运动（两次锻炼间隔≥48小时）以增强肌肉的力量和耐力。糖尿病患者的运动强度应保持最大心率的60%～70%或以运动时感觉全身发热、出汗为宜。运动时间一般为餐后1.5小时，每周运动5次，每次不低于20分钟。

运动前后要加强血糖监测，运动量大或激烈运动时应建议患者临时调整饮食及药物治疗方案，以免发生低血糖。必要时加测运动中血糖和夜间血糖；间断高强度运动可升高血糖，而持续中等强度运动则可使血糖降低。在持续中等强度有氧运动结束时，快速短跑10秒钟有助于预防运动后2小时的低血糖；空腹血糖>16.7mmol/L，反复低血糖或血糖波动较大、严重肾病、严重心脑血管疾病（不稳定型心绞痛、严重心律失常、一过性脑缺血发作）等情况下禁止运动，待病情稳定后方可逐步恢复运动。

3. 药物护理

医护人员需详细地向糖尿病患者讲解降糖药物的种类、剂量、用法以及药效高峰时间，根据患者的疾病类型、体重、肝肾功能等实际情况指导用药。

（1）根据疾病类型用药：1型糖尿病建议终身使用胰岛素；2型糖尿病除控制饮食、适量体育锻炼外，可结合血糖变化，规律使用降糖药或者胰岛素。

（2）结合血糖水平用药：餐后血糖增高但空腹血糖正常，以口服阿卡波糖为主；空腹血糖增高但餐后血糖正常,以口服格列美脲等长效降糖药为主;空腹血糖和餐后血糖均增高,应提供联合用药方案,以两种不同作用机理的药物为主。

(3)选择合适的时间:绝大多数降糖药应在餐前20～30分钟服用,其目的是在体内营造一个药物环境,就餐后药物就能发挥应有的作用。吸收较快的降糖药物可于用餐时服用,胃肠道反应较大的降糖药物如二甲双胍可于餐中或餐后服用。

(4)根据患者自身体质、健康状况用药:早期且胰岛功能正常的糖尿病患者,以双胍类或胰岛素增敏剂为主;肥胖的糖尿病患者可选择不增加体重的双胍类和 α - 葡萄糖苷酶抑制剂;肝、肾功能障碍患者可使用格列喹酮,避免使用噻唑烷二酮类。

4.胰岛素的护理

糖尿病患者通常会对胰岛素注射存在一定程度的心理障碍,在注射胰岛素前,医护人员应进行适当的心理疏导以帮助患者克服心理障碍。

目前临床上常用的胰岛素注射装置有胰岛素注射笔、胰岛素专用注射器、胰岛素泵和无针注射器(表4-8)。临床中可根据实际情况和各种注射装置的优、缺点来选择合适的注射装置。

表4-8 临床常用胰岛素注射装置的优点与缺点

注射装置	优点	缺点
胰岛素注射笔	注射笔上标有刻度,剂量更加精确;免去烦琐的胰岛素抽取过程,携带及使用方便;针头细小,可减轻注射疼痛	当使用不同类型的胰岛素时,不能自由配比,除非使用预混胰岛素,否则需分次注射
胰岛素专用注射器	价格便宜,能够按需混合胰岛素	使用时需抽取胰岛素,携带和注射较为不便
胰岛素泵	模拟人体胰岛素的生理性分泌降低血糖,同时减少夜间低血糖的发生;操作简便,生活自由度大,尤其适合于生活不规律者	价格较为昂贵;胰岛素泵需24小时佩戴,有时会感不便;对使用者要求较高(如自我血糖监测、生活自理和经济能力等)
无针注射器	药液分布广,扩散快,吸收快且均匀;消除针头注射引起的疼痛和恐惧感	价格较高,拆洗安装过程较为复杂,且瘦弱者常会皮肤青肿

已开封的瓶装胰岛素或胰岛素笔芯可在室温下保存(保存期为开启后1个月内,且不能超过保质期);未开封的瓶装胰岛素或胰岛素笔芯应储存在2～8℃的环境中,避免受热或阳光照射,防止震荡。胰岛素从冰箱中取出,可以在手掌之间滚动使其回暖后再进行注射。抽取胰岛素前,仔细检查是否存在浮游物或颜色变化等异常现象。预混胰岛素

为云雾状的混悬液,注射前须摇晃均匀,可在室温下 5 秒内双手水平滚转胰岛素笔芯 10 次,然后 10 秒内上下翻转 10 次,若药液有晶状物存在,可重复此操作。

人体适合注射胰岛素的部位是腹部、大腿外侧、上臂外侧和臀部外上侧。具体部位为耻骨联合以上约 1cm,最低肋缘以下约 1cm,脐周 2.5cm 以外的双侧腹部;双侧大腿前外侧的上 1/3;双侧臀部外上侧;上臂外侧的中 1/3。注射胰岛素容易产生局部硬结和皮下脂肪增生等并发症,可将腹部注射部位分为四个等分区域(大腿或臀部可等分为两个等分区域),每周使用一个等分区域并按顺时针方向轮换,或者在其中一个等分区域内注射时,连续两次注射应间隔至少 1cm。注射前检查注射部位,判断并避开出现疼痛、皮肤凹陷、皮肤硬结、出血、瘀斑、感染的部位;再根据患者的体型、注射部位皮肤厚度及针头长度,以确定是否需要采用捏皮注射及注射角度。

所有型号一次性注射笔用针头仅限一次性使用,注射后应立即卸下,不能留置在胰岛素笔上。使用后的注射器或注射笔用针头属于医疗锐器,可将注射器或注射笔用针头套上外针帽后放入专用废弃容器内再丢弃。

5. 糖尿病酮症酸中毒及高血糖高渗状态的护理

糖尿病患者发生急性并发症时应立即抢救,绝对卧床休息,注意保暖,给予持续低流量吸氧。快速开通两条静脉通路,一条用于静脉补液,扩充血容量,改善微循环,纠正酸中毒;另一条可按医嘱从小剂量开始静脉滴注胰岛素。严密观察和记录患者的生命体征、神志、24 小时出入量,遵医嘱定时监测血糖、血酮、电解质、血气分析等指标。同时保持皮肤的清洁干燥,做好会阴部及全身皮肤的护理,定时帮助患者翻身、按摩,促进血液循环;患者病情稳定后,加强对患者及家属糖尿病相关知识的宣教,疏导患者及家属的不良情绪。

6. 低血糖的护理

定期监测血糖以预防低血糖的发生。在调整口服降糖药或胰岛素剂量后监测血糖,以免因药物调整造成低血糖;运动前、后监测血糖,在运动过程中如果感到任何不适,如心慌、出汗等也应及时监测血糖;遵循饮食计划,避免延迟进餐或漏餐,进食时间、饮食习惯改变时监测血糖。

一旦出现低血糖症状,清醒患者应立即口服含糖饮料、糖果、白糖水、葡萄糖水(正在服 α - 葡萄糖苷酶抑制剂的患者只能服用葡萄糖水)等,以解除脑细胞缺氧的表现。经过上述处理后,15 ~ 30 分钟复查血糖,若患者的症状和体征未得到改善,或血糖水平还没有达到正常水平可以重复上述处理。对于昏迷的患者,快速开放静脉通路,遵医嘱用药;头偏向一侧,保持患者呼吸道通畅,给予低流量氧气吸入;伴有脑水肿或昏迷时间较久的患者,给予相应的药物治疗,常用药物包括脑细胞保护剂、甘露醇、糖皮质激素等;严密监测患者血糖水平、心率、血氧饱和度及血压等生命体征,根据患者整体情况调整治疗方案,直至患者苏醒。

7. 糖尿病足的护理

识别糖尿病患者有无溃疡的危险因素,早期筛查、防治糖尿病足的危险因素对避免及延缓糖尿病足的发生具有重要意义。整体危险因素包括糖尿病的病程、缺乏运动、吸烟、视力障碍、脂代谢紊乱、低蛋白、贫血、高尿酸、肥胖等,其中,吸烟是糖尿病足的重要危险因素。局部危险因素包括周围神经病变、下肢动脉病变、足底力学异常、足溃疡病史、截肢史、嵌甲、真菌感染等,其中,真菌感染是糖尿病足发生的常见诱因,且较易治疗,应及时筛查和治疗。

糖尿病患者的足部应该定期检查,包括足有无畸形、胼胝、溃疡、皮肤颜色变化、足背动脉和胫后动脉搏动、皮肤温度以及有无感觉异常等。神经评估可选用10g尼龙丝检查、128Hz音叉检查震动觉、棉花絮检查轻触觉等检查方法了解患者是否有周围神经病变造成的感觉缺失;血管评估可以通过触诊足背动脉和胫后动脉的搏动或者采用多普勒超声检查踝动脉与肱动脉的比值了解下肢动脉病变。

保持足部卫生,使用适宜的温水洗脚,用干布擦干,尤其是足趾间;足部皮肤干燥可以使用油膏类护肤品,但不要在趾间使用;在气温较冷的情况下,应加穿厚棉袜保暖,不可使用热水袋、取暖器及电热毯等取暖设备保暖,以防发生烫伤;正确修剪趾甲;可由专业人员修剪胼胝或过度角化的组织,避免自行修剪胼胝或用化学制剂来处理胼胝;指导患者进行足部按摩,以促进血液循环。

指导患者不要赤足行走,以防受伤,可选择圆头厚底、系鞋带、面料柔软、透气性好的鞋子,大小要合适,鞋子的长度要比患者的足长1cm,宽度依跖趾关节宽度而定,高度应该使足趾有一定的空间,避免穿尖头鞋、高跟鞋,穿鞋前应先检查鞋内有无异物。袜子可选择袜口松紧适宜、无缝设计的,具备透气、吸汗、舒适和防菌等特点,避免穿过多接缝、有毛球、有破洞和补丁的袜子。

第二节　患者的管理

糖尿病作为一种不可根治的慢性疾病,需要持续的医疗照顾,科学有效的管理是控制其进展、预防其并发症的重要手段。随着医改的深入推进,糖尿病基层防治管理工作作为国家基本公共卫生服务管理项目已经在全国推广实施,各地在糖尿病防治、管理方面也开展了积极探索。

一、糖尿病的预防

糖尿病一级预防的目标是控制 2 型糖尿病的危险因素,预防 2 型糖尿病的发生;二级预防的目标是早发现、早诊断和早治疗 2 型糖尿病患者,在已诊断的患者中预防糖尿病并发症的发生;三级预防的目标是延缓已发生的糖尿病并发症的进展、降低致残率和死亡率,并改善患者的生存质量。

1.一级预防的策略

2 型糖尿病的一级预防是指控制危险因素,开展健康教育,倡导合理膳食、控制体重、适量运动、限盐、控烟、限酒、心理平衡的健康生活方式,提高社区人群糖尿病的防治意识。

(1)识别危险因素:糖尿病的危险因素分为年龄、种族、家族史、多囊卵巢综合征等不可控因素和超重、肥胖、缺乏运动、吸烟、饮酒、空腹血糖受损、糖耐量降低等可控因素,早期对可控的风险因素进行干预可以促进健康及预防糖尿病的发生。

(2)强化生活方式:医学营养治疗和运动等生活方式干预可减少糖尿病的发生风险。对于肥胖或者超重者需要限制能量摄入,每日饮食总热量至少减少 400 ~ 500kcal(1kcal = 4.184kJ),减少总脂肪酸和饱和脂肪酸的摄入,增加膳食纤维的摄入,使其体重指数控制在 24kg/m² 以内,或者体重减轻 7%。合理休息,规律运动,每周中等强度体力活动至少在 150 分钟左右。

(3)健康教育:对高危人群及其家属实施规范、系统性的健康教育,同时密切关注其他心血管危险因素,如吸烟、饮酒、血脂异常,给予适当的干预措施。定期随访并给予社会心理支持,以确保改变不健康的生活方式。

2.二级预防的策略

2 型糖尿病防治中的二级预防是指在高危人群中开展疾病筛查、健康干预等,指导其进行自我管理。对于新诊断、年轻、无并发症或合并症的 2 型糖尿病患者,需严格控制血糖,以降低糖尿病并发症的发生风险。在没有明显糖尿病血管并发症但具有心血管疾病危险因素的 2 型糖尿病患者中,采取降糖、降压、降脂和应用阿司匹林可预防心血管疾病与糖尿病微血管病变的发生。

(1)定期筛查:对高危人群可采用空腹血糖、任意时间血糖或者中国糖尿病风险评分表进行筛查。空腹血糖≥6.1mmol/L 或任意时间血糖≥7.8mmol/L 时,建议行 OGTT。高危人群筛查的年龄依具体情况而定,成年人糖尿病高危人群宜及早行糖尿病筛查,儿童糖尿病高危人群可从 10 岁开始。首次筛查结果正常者,宜至少每 3 年重复筛查一次。

(2)控制血糖:定期监测 HbA1c 是评估血糖管理的主要途径。大多数非妊娠成年

2 型糖尿病患者,合理的 HbA1c 控制目标应<7%。若病程较短、预期寿命较长、无并发症、未合并心血管疾病的 2 型糖尿病患者,无低血糖或其他不良反应时,HbA1c 目标可严格控制在<6.5%。

(3)控制血压:糖尿病患者的血压>120/80mmHg 时应开始生活方式干预以预防高血压的发生,血压≥140/90mmHg 者可考虑开始药物降压治疗。《中国高血压防治指南》指出,糖尿病合并高血压者降压目标应<130/80mmHg,老年或伴严重冠心病的糖尿病患者,可采取相对宽松的降压目标值,血压控制目标可放宽至<140/90mmHg。2019 年《美国糖尿病指南》中仅将确诊动脉硬化性心血管疾病或合并多种危险因素的糖尿病患者血压控制目标确定为<130/80mmHg,而其他患者血压控制目标仍为<140/90mmHg。

(4)控制血脂:糖尿病患者每年应至少检查一次血脂。接受调脂药物治疗者,根据疗效评估的需求,应增加血脂检测的次数。临床调脂药物治疗时,以降低低密度脂蛋白胆固醇作为首要目标,非高密度脂蛋白胆固醇作为次要目标。低密度脂蛋白胆固醇高危人群降脂目标值<2.6mmol/L,极高危人员降脂目标值<1.8mmol/L;非高密度脂蛋白胆固醇高危人群降脂目标值<3.4mmol/L,极高危人员降脂目标值<2.6mmol/L。

(5)抗血小板:确诊心血管疾病的糖尿病患者应长期接受小剂量阿司匹林治疗,不耐受者可用氯吡格雷替代。急性冠脉综合征患者需应用双联抗血小板药物治疗至少 1 年。心血管事件风险增高的糖尿病患者可考虑应用阿司匹林进行心血管事件的一级预防。

3. 三级预防的策略

对于糖尿病病程较长、老年、已经发生过心血管疾病的 2 型糖尿病患者,继续采取降糖、降压、调脂、应用阿司匹林治疗等综合管理措施,以降低心血管疾病及微血管并发症的发生和死亡的风险。对于已出现严重糖尿病并发症者,推荐至相关专科治疗。

二、糖尿病管理模式

1. 国外糖尿病管理模式

(1)住院模式:国外糖尿病的住院模式一般是由内分泌医生对糖尿病患者提供咨询、评估、诊断、治疗、与基层机构沟通等一系列服务,这种模式的优势是最专业的医生直接管理患者,但限于内分泌科医生的数量,糖尿病住院患者的平均服务水平普遍较低。由于糖尿病住院患者血糖管理的复杂化,对糖尿病患者进行系统、整体性的管理已成为当今社会关注的热点。20 世纪 90 年代末,美国医学研究中心学者 Wagner 提出对慢性病干预的多学科团队管理模式。多学科管理团队一般为内分泌科医生、护士、药剂师、注册营养师、心理学家等成员组建的团队。医生识别、设计血糖管理计划,领导、监督团队运作;

护士负责执行医嘱、日常生活护理、筛查血糖等工作;药剂师调整胰岛素的类型、剂量和频率,以及与监测胰岛素方案相关的实验室检查等。以多学科团队为基础,根据机构的基础设施进行调整,为糖尿病患者提供治疗、护理、健康教育等综合式服务,提高糖尿病住院患者的护理管理质量,降低了医疗支出和医疗重担,同时团队之间可共享不同领域的专业知识,有助于提高团队整体的教育水平。

(2)慢性病自我管理计划:该模式目前已广泛应用于糖尿病的管理中。该模式的特点是在政府政策支持的基础上,基层、社区团结合作对糖尿病患者群进行健康教育与健康促进,制订糖尿病管理的行为规范,建立健康的生活方式,逐步实现自我管理的目标,以控制或延缓糖尿病及其并发症的发生、发展。这种模式强调了患者与管理者之间的沟通,促使患者主动参与健康管理,提高了糖尿病患者的自我管理水平,改善了糖尿病患者群的健康状况,还显著降低了医疗费用。由于国外对于糖尿病患者的研究多数是短期的干预,因此其长期的效果评价有待进一步研究和验证。

(3)糖尿病远程管理模式:随着信息化时代的到来,医护人员利用手机、网络、高科技电子设备对糖尿病患者的病情、生活方式实施远程监督和管理已成为糖尿病管理的发展趋势,目前国外对糖尿病远程管理的研究已相对成熟。该模式应用无线设备和应用程序,实时监测患者的相关指标,并上传患者的用药、治疗情况及病情控制情况,一旦出现异常数据,经过专业培训的医生会及时联系患者调整治疗方案,同时医护人员会为患者提供糖尿病管理方面的相关知识,适时提醒患者加强自我管理。该模式有助于临床医生对慢性病患者进行个体化、系统化的干预,实现疾病全程动态管理。但是目前远程管理中信息化技术不完善、医护和网络管理团队的建设不健全、没有明确的认证和监管制度等问题,有待于进一步被解决。

2.国内糖尿病管理模式

(1)以医疗机构为中心的管理模式:糖尿病管理的主体为综合医院,是目前我国最为多见的管理模式。综合医院通过建立住院标准化流程,对住院糖尿病患者的入院、诊断、检查、用药、治疗、护理、饮食指导、活动、教育、出院计划等进行有目的、有计划的规范化管理。医护人员有计划、有预见性地进行工作,患者也了解了疾病的相关信息,形成主动治疗、护理与主动参与相结合的工作模式。这种管理方式由医院的专科医生、护士作为主体,保证了管理工作的专业、权威,宣教信息的准确、全面。由于综合医院医护人员工作量大,服务人群相对狭窄,因此对发现的大量高危人群及日常门诊、住院的糖尿病患者并不能进行真正意义上的有效管理。

(2)以社区为中心的管理模式:该模式以社区卫生服务中心为主,通过查体、门诊筛查的方式对本辖区常住居民进行糖尿病规范化管理,遵循患者自愿的原则。对纳入的糖尿病患者建立健康档案,定期查体、随访,由经过专业培训的社区医护人员对糖尿病患者进行全面评估,制订治疗目标和方案,进行糖尿病教育、药物和非药物治疗及行为和心理的辅导,帮助糖尿病患者控制血糖及其他代谢指标,以延缓和减少并发症的发生,提高生活质量,减少经济负担。社区以患者为中心,具有综合性和连续性强的特点,同时管理形式灵活,配以娱乐活动的方式,患者及家属参与热情高,管理氛围宽松和谐。由于我国社区卫生服务工作还处在起步探索阶段,存在缺乏综合糖尿病防治团队、软硬件设施配备不足等问题,因此影响了糖尿病管理社区模式的实施效果及发展。

(3)自我管理模式:是在医务人员的协助下,糖尿病患者承担一定的预防性和治疗性保健任务,在自我管理技能支持下开展自我保健,其内容包括糖尿病患者自我管理相关知识、自我情绪管理以及自我行为管理。目前国内用于糖尿病患者自我管理的干预方法有专业小组授课、糖尿病自我管理项目、同伴支持教育模式和个案管理模式等。糖尿病自我管理项目是由 10～16 位糖尿病患者组成一个小团体,由 1 或 2 名专业人员在社区卫生服务中心等地进行集体授课及讨论。同伴支持教育模式是由 1 位拥有丰富糖尿病自我管理知识和经验的患者将有相似疾病经历的病友们组织在一起,彼此聆听、讨论问题并给予支持。个案管理模式主要是个案管理者通过家庭随访、电话随访的方式与患者交流并协调可利用的资源来满足个人的健康需求。由于国内糖尿病患者自我管理模式的教学内容缺乏系统性、教学周期不统一、开展规模小、惠及面较窄等原因,大部分都处于试点研究阶段,因此目前并未大面积推广应用。

(4)医院—社区—患者一体化分层管理模式:是综合医院和社区卫生服务中心共同合作的管理模式,采取防治信息共享、两级医院双向转诊等工作方法,为糖尿病患者提供一种连续的、成本效益较好的防治模式。当地卫生行政部门组织协调,综合医院承担糖尿病的诊断、治疗及并发症筛查、治疗指导,同时培训社区医护人员,以提高其糖尿病的理论知识和诊疗水平。社区卫生服务机构则需对社区的糖尿病患者及高危人群进行建档管理及筛查,建立随访系统,确保糖尿病患者的健康宣教和治疗的有效落实。医院和社区通过双向转诊,轻症者由社区管理,重症者转诊至大中型医院,以保证医疗资源的合理利用。这种医院帮扶社区卫生服务中心、社区管理个人的无缝化管理模式,积极发挥了大中型医院在人才、技术及设备等方面的优势,同时充分利用各社区医院的服务功能和网点资源,促使基本医疗逐步下沉社区,极大限度地发挥医疗资源的社会效益。而且通过动态性、连续性和个性化监测糖尿病患者病情,为患者更好地提供了专业、优质、安全的综合照护服务。但目前该管理模式在发展中仍存在一些问题,如社区与医院共享信息平台的缺乏,尚不具有科学合理、系统综合的一体化模式的评价体系等,这些都严重影响了医院—社区糖尿病管理工作的开展。

(5)移动医疗管理模式:近年来在国家倡导"互联网+"益民服务等政策的支持下,我国移动医疗正逐步应用于糖尿病的治疗与管理中,以满足糖尿病患者个性化服务与需求。目前关于糖尿病的移动医疗呈现爆发式发展,糖尿病管理相关的 APP 软件多种多样,可兼具数据采集、智能处理分析、互动反馈等功能,或者仅具备某一功能,均有助于为患者提供血糖监测、饮食、运动、用药、并发症管理等方面的个性化医疗服务方案。移动医疗管理模式充分发挥了科技创新优势,优化传统医疗体系,提高了医疗资源的利用率,实现了糖尿病的个体化管理。但是糖尿病移动医疗设备存在部分缺陷,如测量设备测得数据的精确性不够,还不能作为诊断、治疗的依据;智能医疗设备往往需要和智能机配套使用,数据分析、诊断、建议等功能都通过 APP 才能获取,对老年人来说,使用门槛较高,需要子女协助,很难长期坚持等。这些也是我国糖尿病移动医疗面临的主要挑战。

三、未来与展望

由于多种干预策略间的补充强化、跨学科理念和技术的融合,国内、外糖尿病健康管理模式经历了从对个体患者管理扩展到社区人群的整体管理、从相对单一到综合应用的发展演变。为了顺应时代的发展,满足人民群众的需求,提升全民健康水平和生活质量,依托电子信息化平台和移动终端,医院、公共卫生机构、患者等共同参与的一体化糖尿病精准健康管理模式可能是今后糖尿病及其他慢性病管理发展的必然趋势。

新型信息技术的出现,为改善医疗卫生服务的效率提供了新的契机,为糖尿病精准健康管理的发展提供了可能。新型信息技术具备数据采集和输出的便利性、数据传输的及时性、数据库连接与大数据处理的有效性,以及信息利用空间的无限性等方面的优势,可跨越单个医疗机构之间的组织屏障,以此改变医疗服务供给模式。而我国的糖尿病管理正面临打破信息碎片和孤岛的局面,利用新型信息技术的移动医疗实现精准管理模式的跨越式发展。精准管理是个性化医疗管理的新阶段,也是科学技术要素具备和时机成熟的必然。精准医疗应用大数据技术把采集到的海量数据做成基因数据、生物样本、电子健康记录等类型的电子样本数据库,用于疾病发病机制与高级药物基因组学研究、建立新的疾病分类体系、提供疾病干预和健康指导等,以此为患者提供精准诊断、精准治疗、精准药物、精准管理的医疗服务。糖尿病是累及全身的系统性疾病,必须着眼于全身的整体性,全面理解疾病发生、发展的本质规律。精准医学的理念和工具有助于对糖尿病及其并发疾病进行准确的预测、诊断、治疗和精准的管理。精准医疗、精准管理以人类健康效益最大化为目标,对于防控慢性疾病、实现全民健康、推进卫生公平、深化卫生改革具有重大意义。

尽管精准管理旨在为每位患者量身定制治疗方案,从而建立一个健康世界,但医学界以及社会上对精准医疗仍存有一些争议。而且精准医疗的实施如何与我国的医疗体制改革体系相结合,如在疾病早期诊断、合理配置医疗资源等方面依然任重而道远。

第五章　脑卒中患者的管理

第一节　脑血管疾病的疾病学基础

一、流行病学特征

脑血管疾病(cerebrovascular disease,CVD)是指脑血管病变所引起的脑功能障碍,又称脑卒中、脑血管意外、中风等。CVD 具有高发病率、高死亡率、高致残率、高复发率的特点,与心血管疾病和恶性肿瘤共同构成严重威胁人类健康的三大疾病。广义上,脑血管疾病包括脑部血管腔闭塞、血管破裂、血管壁损伤或通透性发生改变、血黏度增加或血液成分异常变化引起的疾病。

全球疾病负担研究(GBD)显示,我国缺血性脑卒中发病率不断上升,由 2005 年 112/10 万升高至 2017 年 156/10 万,而出血性脑卒中发病率呈现缓慢下降的趋势,由 2005 年 96/10 万下降至 2017 年 62/10 万。根据中国脑卒中筛查调查数据显示,我国 40 ~ 74 岁人群首次脑卒中总体标化发病率由 2002 年的 189/10 万上升至 2013 年的 379/10 万,平均每年增长 8.3%。GBD 数据显示,2017 年我国缺血性脑卒中患病率为 1981/10 万(年龄标化率为 1470/10 万),出血性脑卒中患病率为 424 /10 万(年龄标化率为 309/10 万)。根据脑卒中高危人群筛查和干预项目数据显示,我国 40 岁及以上人群的脑卒中人口标化患病率由 2012 年的 1.89% 上升至 2018 年的 2.32%。根据《2020 中国卫生健康统计年鉴》和《2019 中国卫生健康统计提要》,2019 年我国农村居民脑卒中死亡率为 158.63/10 万,城市居民脑卒中死亡率为 129/10 万。据第六次人口普查数据估算,2018 年我国约有 194 万人死于脑卒中。2010 年至 2018 年,城市居民脑卒中粗死亡率无明显变化,而农村居民粗死亡率呈波动性上升趋势并持续高于城市居民同期水平。

有研究表明,社会经济状况、职业和种族等均与脑血管疾病的发病有关。

二、疾病病因

(一)脑血管疾病的病因

依据解剖结构和发病机制,可将脑血管疾病的病因归为以下几类。

1. 血管壁病变

血管壁病变如高血压性动脉硬化和动脉粥样硬化(最常见)、动脉炎(风湿、结核、梅毒等所致)、先天性血管病(动脉瘤、动静脉畸形)、血管损伤(外伤、颅脑手术、穿刺)等。

2. 血液流变学及血液成分异常

高脂血症、糖尿病、高蛋白血症、白血病、红细胞增多症等所致的血液黏滞度增高;血小板减少性紫癜、血友病、DIC 等所致的凝血机制异常。

3. 心脏病和血流动力学异常

如高血压、低血压或血压的急骤波动、心脏功能障碍、传导阻滞、风湿性心瓣膜病、心律失常(特别是房颤)等。

4. 其他

颈椎疾病(颈椎病、肿瘤)压迫邻近的大血管、颅外栓子(空气、脂肪、癌细胞、细菌栓子等)进入颅内。

(二)脑血管疾病的危险因素

脑血管疾病的危险因素与脑血管病的发生和发展有直接关联。一个或多个危险因素存在,将增加脑血管病的发病概率。脑血管疾病的危险因素分为可干预和不可干预两类,针对可干预因素采取措施,可减少脑血管疾病发生的概率。

1. 不可干预因素

不可干预因素包括年龄、性别、性格、种族、遗传等。55 岁以后脑血管疾病的发病率明显增加,年龄每增加 10 岁,发病率约增加 1 倍;男性发病率高于女性;父母双方有脑血管疾病史的子女发病风险增加。

2. 可干预因素

可干预因素包括高血压、高血脂、心脏病、糖尿病、高同型半胱氨酸血症、吸烟、酗酒、体力活动少、高盐饮食、超重、感染等。

三、临床表现

脑血管疾病有不同的分类方法:①依据症状持续时间分为短暂性脑缺血发作(transient ischemic attack,TIA)和脑卒中;②依据病理性质分为缺血性脑卒中和出血性脑卒中,前者包括脑血栓形成(cerebral thrombosis)和脑栓塞(cerebral embolism),统称为脑梗死,后者包括脑出血(intracerebral hemorrhage,ICE)和蛛网膜下腔出血(subarachnoid hemorrhage,SAH);③依据发病急缓分为急性脑血管疾病和慢性脑血管疾病,前者包括短暂性脑缺血发作、脑梗死、脑栓塞、脑出血、蛛网膜下腔出血,后者包括脑动脉硬化症和血管性痴呆。

(一)TIA

1. 临床特点

TIA 以 50~70 岁中老年人多见,男性多于女性,多伴有高血压、动脉粥样硬化、糖尿病、高脂血症和心脏病等脑血管疾病的高危因素。患者出现突发局灶性脑或视网膜功能障碍,如黑矇、眩晕、肢体麻木等,甚至跌倒、短暂记忆丧失,持续时间短暂,多在 1 小时内恢复,最多不超过 24 小时,不遗留神经功能缺损症状;可反复发作,且每次发作表现相似。

2. 不同动脉系统 TIA 的表现

(1)颈内动脉系统 TIA:①常见症状为病灶对侧发作性肢体单瘫、偏瘫和面瘫,单肢或偏身麻木。②特征性症状为病变侧单眼一过性黑矇或失明,对侧偏瘫及感觉障碍,优势半球受累可有失语。③可能出现的症状为病灶对侧同向性偏盲。

(2)椎-基底动脉系统 TIA:①常见症状为眩晕、恶心、呕吐和平衡失调。②特征性症状为跌倒发作(drop attack)和短暂性全面性遗忘(transient global amnesia)。前者表现为转头或仰头时,双下肢无力而跌倒,常可很快自行站起,无意识丧失;后者表现为发作时出现短时间记忆丧失,对时间、地点定向障碍,但对话、书写和计算能力正常,无意识障碍,持续数分钟或数小时。③可能出现的症状为吞咽障碍、构音不清、共济失调(小脑缺血)、交叉性瘫痪(脑干缺血)。

(二)缺血性脑卒中

1. 脑血栓形成

(1)临床特点:本病多见于 50 岁以上有动脉粥样硬化、高血压、高血脂、糖尿病的患者;安静或休息状态发病,部分患者发病前有肢体麻木、无力等前驱症状或 TIA 发作;起病缓慢,症状多在发病后 10 小时或 1~2 天达高峰;以偏瘫、失语、偏身感觉障碍和共济失调等同灶定位症状为主;部分患者可有头痛、呕吐、意识障碍等全脑症状。

(2)临床类型:根据起病形式和病程可分为以下临床类型。①完全型,起病后 6 小时内病情达高峰,病情重,表现为一侧肢体完全瘫痪甚至昏迷,需与脑出血进行鉴别。②进展型,发病后症状在 48 小时内逐渐进展或呈阶梯式加重。③缓慢进展型,起病 2 周以后症状仍逐渐发展;多见于颈内动脉颅外段血栓形成,与全身或局部因素所致脑灌注减少有关,应注意与颅内肿瘤、硬膜下血肿进行鉴别。④可逆性缺血性神经功能缺失,症状和体征持续时间超过 24 小时,但在 1~3 周内完全恢复,不留任何后遗症;可能与缺血后导致的不可逆神经细胞损害、侧支循环代偿迅速而充分、发生的血栓不牢固、伴发的血管痉挛及时解除等有关。

2. 脑栓塞

本病任何年龄均可发病,风湿性心瓣膜病所致者以青壮年为主,冠心病及大动脉粥样硬化所致者以中老年人多见。安静与活动时均可发病,但以活动中突然发病常见,发病前多无明显诱因和前驱症状。起病急,症状常在数秒至数分钟内达高峰,是所有急性脑血管病中发病速度最快者。以偏瘫、失语等同灶定位症状为主要表现,有无意识障碍及其程度取决于栓塞血管的大小和梗死的部位与面积,重者可表现为突发昏迷、全身抽搐、因脑水肿或颅内高压继发脑疝而死亡。多有导致栓塞的原发病和同时并发的脑外栓塞的表现,如房颤的第一心音强弱不等、心律不规则、脉搏短细,心脏瓣膜病的心脏杂音,肺栓塞的气急、发绀、胸痛和咯血,肾栓塞的腰痛和血尿,皮肤栓塞的瘀点或瘀斑。

(三)出血性脑卒中

1. 脑出血

(1)临床特点:本病多见于 50 岁以上有高血压病史者,男性较女性多见,冬季发病率较高;体力活动或情绪激动时发病,多无前驱症状;起病较急,症状于数分钟至数小时达高峰;有肢体瘫痪、失语等局灶定位症状和剧烈头痛、喷射性呕吐、意识障碍等全脑症状;发病时血压明显升高。

(2)不同部位出血的表现如下。

壳核出血:最常见,占脑出血的 50%~60%,系豆纹动脉尤其是外侧支破裂所致,分为局限型(血肿局限于壳核内)和扩延型(血肿向内扩展波及内囊外侧)。患者常出现病灶对侧偏瘫、偏身感觉障碍和同向性偏盲(三偏征),双眼球不能向病灶对侧同向凝视,优势半球损害可有失语。出血量小者(<30mL)临床症状较轻;出血量大者(>30mL)可有意识障碍,引起脑疝甚至死亡。

丘脑出血:约占脑出血的10%,系丘脑穿通动脉或丘脑膝状体动脉破裂所致,分为局限型(血肿局限于丘脑)和扩延型(出血侵及内囊内侧)。患者常有"三偏征",通常感觉障碍重于运动障碍;深、浅感觉均有障碍,但深感觉障碍更明显,可伴有偏身自发性疼痛和感觉过敏;可出现特征性眼征,如两眼不能向上凝视或凝视鼻尖、眼球会聚障碍和瞳孔对光反射迟钝等。优势侧出血可出现丘脑性失语(言语缓慢而不清、重复语言、发音困难、复述相对较好、朗读存在障碍等),也可出现丘脑性痴呆(记忆力减退、计算力下降、情感障碍、人格改变等)。

脑干出血:约占脑出血的10%,绝大多数为脑桥出血,系基底动脉的脑桥支破裂所致,偶见中脑出血,延髓出血罕见。脑桥出血患者常表现为突发头痛、呕吐、眩晕、复视、交叉性瘫痪或偏瘫、四肢瘫等。大量出血(血肿>5mL)者,血肿波及脑桥双侧基底和被盖部,患者立即昏迷、双侧瞳孔缩小如针尖样(交感神经纤维受损所致,对光反射存在)、呕吐咖啡色样胃内容物(应激性溃疡)、中枢性高热、中枢性呼吸衰竭和四肢瘫痪,多于48小时内死亡。出血量少者无意识障碍。中枢性高热是由丘脑下部散热中枢受损所致,表现为体温迅速升高,达39℃以上,躯干温度高,肢体温度次之,解热镇痛药无效,物理降温疗法有效。

小脑出血:约占脑出血的10%,多由小脑上动脉破裂所致。发病突然,眩晕和共济失调明显,可伴频繁呕吐和枕部疼痛。小量出血者主要表现为小脑症状,如眼球震颤、病变侧共济失调、站立和步态不稳等,无肢体瘫痪。出血量较大者,尤其是小脑蚓部出血,发病时或发病后12~24小时内可出现颅内压迅速增高、昏迷、双侧瞳孔缩小如针尖样、呼吸节律不规则、枕骨大孔疝形成而死亡(血肿压迫脑干的原因)。

脑室出血:占脑出血的3%~5%,分为原发性和继发性。原发性脑室出血多由脉络丛血管或室管膜下动脉破裂所致,继发性脑室出血是指脑实质出血破入脑室。出血量较少时,仅表现为头痛、呕吐、脑膜刺激征阳性,多无意识障碍及偏瘫、失语等局灶性神经体征,易被误诊为蛛网膜下腔出血。出血量大时,很快进入昏迷或昏迷逐渐加深、双侧瞳孔缩小如针尖样、四肢肌张力增高、脑膜刺激征阳性、早期出现去脑强直发作;常出现丘脑下部受损的症状及体征,如上消化道出血、中枢性高热、大汗、急性肺水肿、血糖增高、尿崩症等,预后差,多迅速死亡。

脑叶出血:占脑出血的5%~10%,常由脑淀粉样血管病(CAA)、脑动静脉畸形、高血压、血液病等所致。出血以顶叶最为常见,其次为颞叶、枕叶及额叶。临床可表现为头痛、呕吐等,肢体瘫痪较轻,昏迷少见。顶叶出血偏瘫较轻,而偏侧感觉障碍显著;对侧下象限盲;优势半球出血可出现混合性失语。颞叶出血表现为对侧中枢性面舌瘫及以上肢为主的瘫痪;对侧上象限盲;优势半球出血可出现感觉性或混合性失语;可有颞叶癫痫、幻嗅、幻视等。枕叶出血表现为对侧同向性偏盲,可有一过性黑矇和视物变形;多无肢体瘫痪。额叶出血可有前额痛、呕吐、对侧偏瘫和精神障碍;优势半球出血可出现运动性失语。

2.蛛网膜下腔出血

(1)临床特点:可见于各年龄组,但以青壮年多见,女性多于男性。多有剧烈运动、极度情绪激动、用力咳嗽和排便等明显诱因而无前驱症状,突发异常剧烈的头部胀痛或爆裂样疼痛、呕吐、脑膜刺激征阳性。重者可有短暂意识障碍或烦躁、谵妄、幻觉等精神症状,少数出现部分性或全面性癫痫发作。严重头痛是动脉瘤性 SAH 的典型表现,可持续数日不变,2 周后逐渐减轻。如头痛再次加重,常提示动脉瘤再次出血;局部头痛常可提示破裂动脉瘤的部位。部分患者发病前数日或数周有轻微头痛,是小量前驱出血或动脉瘤受牵拉所致。动静脉畸形破裂所致 SAH 头痛程度较轻。部分患者可有眼底玻璃体膜下片状出血、视盘水肿或视网膜出血。眼底玻璃体膜下出血系急性高颅压和眼静脉回流受阻所致,在发病后 1 小时内即可出现,有助于疾病的诊断。发病后 2～3 天可出现低热至高热。老年患者头痛、脑膜刺激征等临床表现不典型,而精神症状较明显。

(2)并发症:本病常见并发症为再出血、脑血管痉挛和脑积水。①再出血是蛛网膜下腔出血较严重的急性并发症,系出血破裂口修复尚未完好而诱因存在所致,病死率约为50%。多见于起病 4 周内,尤以第 2 周发生率最高。临床表现为在病情稳定和好转的情况下,再次出现剧烈头痛、恶心呕吐、意识障碍加深、抽搐或原有症状和体征加重,CT 和脑脊液检查提示有新的出血。②20%～30% 的患者会出现脑血管痉挛,引起迟发性缺血性损伤,继发脑梗死,出现局灶神经体征如轻偏瘫和失语等,是患者死亡和伤残的重要原因。血管痉挛多于发生出血后 3～5 天开始,5～14 天为高峰期,2～4 周后逐渐减少。痉挛严重程度与出血量相关。③因蛛网膜下腔和脑室内血凝块堵塞脑脊液循环通路,15%～20% 的患者于出血后 1 周内发生急性梗阻性脑积水。轻者表现为嗜睡、思维缓慢和近记忆损害,重者出现头痛、呕吐、意识障碍等,多随出血被吸收而好转。亚急性脑积水发生于起病数周后,表现为隐匿出现的痴呆、步态异常和尿失禁。

四、治疗

（一）TIA

1.病因治疗

病因治疗是预防 TIA 复发的关键。应积极查找病因，针对可能存在的危险因素进行治疗，如控制血压、降低血脂和血糖、治疗心律失常、改善心功能、纠正血液成分异常、防止颈部过度活动等。

2.药物治疗

根据发作的频率，TIA 可分为偶发和频发两种形式。无论何种原因引起的偶发，都应看作永久性脑卒中的重要危险因素而进行适当的药物治疗。对于在短时间内频繁发作者，应视为神经科急症进行处理，迅速控制其发作。

（1）抗血小板聚集：可减少微栓子的发生，预防复发。常用药物有阿司匹林、噻氯吡啶、双嘧达莫、氯吡格雷和奥扎格雷等。

（2）抗凝：抗凝治疗不应作为 TIA 的常规治疗。对发作频繁、持续时间长、症状逐渐加重且无出血倾向和严重高血压、肝肾疾病、消化性溃疡者，可行抗凝治疗。常用药物有肝素、低分子肝素和华法林。首选肝素 100mg 加入生理盐水 500mL 中静脉滴注，20～30 滴/分；根据凝血活酶时间（APTT）调整肝素剂量，维持治疗前 APTT 值的 1.5～2.5 倍为完全抗凝标准，5 天后可改口服华法林或低分子肝素钠腹壁皮下注射。

（3）钙拮抗剂：能防止血管痉挛，增加血流量，改善循环。常用药物有尼莫地平和盐酸氟桂利嗪等。

（4）中药：常用药物有丹参、红花、三七等。

3.手术和介入治疗

常用方法包括动脉血管成形术（PTA）和颈动脉内膜切除术（CEA）。单侧重度颈动脉狭窄＞70％或药物治疗无效者可考虑行 PTA 或 CEA 治疗。

（二）缺血性脑卒中

1.脑血栓形成

治疗应遵循超早期、个体化和整体化的原则。①超早期治疗：发病后力争于治疗时间窗内选用最佳治疗方案。②个体化治疗：根据患者年龄、病情严重程度、临床类型及基础疾病等采取最适当的治疗。③整体化治疗：采取病因治疗、对症治疗、支持治疗和康复治疗等综合措施，同时对高危因素进行预防性干预。重点是急性期的治疗。

1）急性期治疗

（1）早期溶栓：在发病后 3~4 小时内溶栓可使血管再通，及时恢复血流和改善组织代谢，可以挽救梗死周围仅功能改变的缺血性半暗带（ischemic penumbra）组织。溶栓治疗是目前最重要的恢复血流的措施。重组组织型纤溶酶原激活剂（rt-PA）和尿激酶（UK）是目前我国使用的主要溶栓药物。应用溶栓药物期间应严密监护患者。

（2）调整血压：急性期应维持患者血压于较平时稍高水平，以保证脑部灌注，防止梗死面积扩大。除非血压过高（收缩压 > 220mmHg、舒张压 > 120mmHg 及平均动脉压 > 130mmHg），否则不予降压药物。首先针对导致血压升高的相关因素（如疼痛、呕吐、颅内压增高、焦虑、脑卒中后应激状态等）采取措施。出现持续性低血压者，应补充血容量和增加心排血量，必要时可应用多巴胺、间羟胺等升压药物。

（3）防治脑水肿：脑水肿常于发病后 3~5 天达高峰，多见于大面积梗死。严重脑水肿和颅内压增高是急性重症脑梗死的常见并发症和主要死亡原因。当患者出现剧烈头痛、喷射性呕吐、意识障碍等高颅压征象时，常用 20% 甘露醇 125~250mL 快速静脉滴注，每 6~8 小时一次；心、肾功能不全的患者可改用呋塞米 20~40mg 静脉注射，每 6~8 小时一次。亦可用 10% 复方甘油、白蛋白等。

（4）控制血糖：急性期患者血糖升高较常见，可能为原有糖尿病的表现或应激反应。当血糖 > 11.1mmol/L 时，应立即予以胰岛素治疗，控制血糖于 8.3mmol/L 以下；当血糖 < 2.8mmol/L 时，给予 10%~20% 葡萄糖口服或静脉注射。

（5）抗血小板聚集：未行溶栓治疗的患者应在发病后 48 小时内服用阿司匹林 100~325mg/d，但不主张在溶栓后 24 小时内应用，以免增加出血风险。急性期过后可改为预防剂量（100~300mg/d）。不能耐受阿司匹林者可口服氯吡格雷，75mg/d。

（6）抗凝治疗：常用药物包括肝素、低分子肝素和华法林。一般不推荐发病后急性期应用，抗凝药物可预防脑卒中复发、阻止病情恶化或改善预后。对于长期卧床患者，尤其是合并高凝状态有深静脉血栓形成和肺栓塞趋势者，可应用低分子肝素预防治疗。心房颤动者可应用华法林治疗。

（7）脑保护治疗：应用胞磷胆碱、钙通道阻滞药尼莫地平、自由基清除剂依达拉奉、脑蛋白水解物等药物，采用头部或全身亚低温治疗，可通过降低脑代谢、干预缺血引发的细胞毒性机制而减轻缺血性脑损伤。

（8）高压氧舱治疗：对呼吸正常、呼吸道无明显分泌物、无抽搐以及血压正常的脑血栓形成患者,宜尽早配合高压氧舱治疗。

(9)中医中药治疗:丹参、川芎嗪、三七、葛根素、银杏叶制剂等可降低血小板聚集和血液黏滞度、抗凝、改善脑循环。

(10)外科或介入治疗:大脑半球大面积梗死者可行开颅降压术和/或部分脑组织切除术,伴有脑积水者可行脑室引流,颈动脉狭窄 >70% 的患者可考虑颈动脉内膜切除术、血管成形术和血管内支架置入术。

(11)早期康复治疗:如果患者神经功能缺损的症状和体征不再加重,生命体征稳定,即可进行早期康复治疗,目的是减少并发症的出现和纠正功能障碍,调控心理状态,为提高患者的生活质量打好基础。

2)恢复期治疗

继续稳定患者的病情,高血压患者控制血压,高脂血症患者控制血脂等。恢复期患者的患侧肢体由迟缓性瘫痪逐渐进入痉挛性瘫痪,康复治疗是重要的治疗手段。原则是综合各种康复手段如物理疗法、针灸、言语训练、认知训练、吞咽功能训练、合理使用各种支具等,促进患者患肢随意运动的出现,强化日常生活活动能力(ADL)训练,为患者早日回归家庭和社会做好必要的准备。

2. 脑栓塞

1)脑栓塞的治疗

与脑血栓形成的治疗相同,脑栓塞治疗主要也是急性期的综合治疗,尽可能恢复脑部血液循环,进行物理治疗和康复治疗等。因本病易并发脑出血,故溶栓治疗应严格掌握适应证。

(1)心源性栓塞:因心源性脑栓塞容易再复发,所以急性期应卧床休息数周,避免活动量过大,减少再发的危险。

(2)感染性栓塞:感染性栓塞应使用足量有效的抗生素,禁行溶栓或抗凝治疗,以防感染在颅内扩散。

(3)脂肪栓塞:应用肝素、低分子右旋糖酐、5% $NaHCO_3$ 及脂溶剂(如酒精溶液)等静脉滴注溶解脂肪。

(4)空气栓塞:指导患者采取头低左侧卧位,进行高压氧治疗。

2)原发病的治疗

心脏瓣膜病的介入和手术治疗、感染性心内膜炎的抗生素治疗和控制心律失常等,可消除栓子来源,防止复发。

3）抗凝和抗血小板聚集治疗

应用肝素、华法林、阿司匹林等药物,能防止被栓塞的血管发生逆行性血栓形成和预防复发。研究证据表明,脑栓塞患者抗凝治疗导致的梗死区出血很少对最终转归带来不利影响。

当发生出血性梗死时,应立即停用溶栓、抗凝和抗血小板聚集的药物,防止出血加重,并适当应用止血药物、脱水降颅压、调节血压等。脱水治疗过程中应注意保护心功能。

（三）出血性脑卒中

1. 脑出血

治疗原则为脱水降颅压、调整血压、防止继续出血、减轻血肿所致的继发性损害、促进神经功能恢复、防治并发症。

（1）一般治疗:卧床休息,密切观察生命体征,保持呼吸道通畅,吸氧,保持肢体的功能位,通过鼻饲维持营养供给,积极预防感染,维持水、电解质平衡等。

（2）脱水降颅压:脑出血后48小时脑水肿达高峰,维持3~5天后逐渐降低,可持续2~3周或更长。脑水肿可使颅内压增高,并致脑疝形成,是导致患者死亡的直接原因。积极控制脑水肿、降低颅内压是脑出血急性期治疗的重要环节。①20%甘露醇125~250mL快速静脉滴注,每6~8小时一次,疗程为7~10天。②呋塞米20~40mg静脉注射,每天2~4次。③甘油果糖500mL静脉滴注,3~6小时滴完,每天1或2次,脱水降颅压作用较甘露醇缓和,用于轻症患者、重症患者病情好转期和肾功能不全者。

（3）调控血压:脑出血后血压升高,是机体对颅内压升高的自动调节反应,以保持相对稳定的脑血流量,当颅内压下降时血压也随之下降。因此,脑出血急性期一般不应用降压药物,而以脱水降颅压治疗为基础。但血压过高时可增加再出血的风险,应及时控制血压。当血压≥200/110mmHg时,应采取降压治疗,使血压维持在略高于发病前水平或180/105mmHg左右。收缩压在180~200mmHg或舒张压在100~110mmHg,暂不用降压药物。

脑出血患者血压降低速度和幅度不宜过快、过大,以免造成脑低灌注;血压过低者,应进行升压治疗以维持足够的脑灌注。急性期血压骤然下降提示病情危重。脑出血恢复期应将血压控制在正常范围。

（4）止血和凝血治疗:仅用于并发消化道出血或有凝血障碍时,对高血压性脑出血无效。常用6－氨基己酸(EACA)、对羧基苄氨、氨甲环酸等。应激性溃疡导致消化道出血时,可用西咪替丁、奥美拉唑等药物。

(5)外科治疗:壳核出血量 >30mL,小脑或丘脑出血 >10mL,或颅内压明显增高内科治疗无效者,可考虑行开颅血肿清除、脑室穿刺引流、经皮钻孔血肿穿刺抽吸等手术治疗。一般认为手术应在发病后 6～24 小时内进行。

(6)亚低温疗法:是在应用肌松药和控制呼吸的基础上,采用降温毯、降温仪、降温头盔等进行全身和头部局部降温,将头部温度控制在 32～35℃。局部亚低温治疗是脑出血的一种新的辅助治疗方法,可减轻脑水肿,减少自由基生成,促进神经功能缺损的恢复,改善患者预后,且无不良反应,安全有效。初步的基础与临床研究认为,脑出血发生后越早应用亚低温疗法,预后越好。

(7)康复治疗:早期将患肢置于功能位。患者生命体征稳定、病情控制后,应尽早进行肢体、语言功能和心理的康复治疗,以促进神经功能恢复,提高生存质量。

2. 蛛网膜下腔出血

治疗的目的是防治再出血、血管痉挛及脑积水等并发症,降低死亡率和致残率。

1)一般治疗

脱水降颅压,控制脑水肿,调整血压,维持水、电解质和酸碱平衡,预防感染。

2)防治再出血

(1)安静休息:绝对卧床 4～6 周,避免一切可引起血压和颅内压增高的因素,烦躁不安者适当应用地西泮、苯巴比妥等止痛镇静药。

(2)调控血压:去除疼痛等诱因后,如平均动脉压 >120mmHg 或收缩压 >180mmHg,可在密切监测血压下应用短效降压药物,保持血压稳定于正常或起病前水平,可应用钙通道阻滞剂、β 受体阻滞剂或 ACEI 等。避免突然将血压降得过低。

(3)应用抗纤维蛋白溶解药物:抗纤维蛋白溶解药物可抑制纤溶酶形成,防止动脉瘤周围的血块溶解引起再出血。可酌情应用的抗纤维蛋白溶解药物:①6 - 氨基己酸 4～6g 溶于 5% 葡萄糖或生理盐水 100mL 中静脉滴注,15～30 分钟内滴完,以后持续静脉滴注 1g/h,维持 12～24 小时,之后 20～24g/d,持续 7～10 天,逐渐减量至 8g/d,共用 2～3 周。②氨甲苯酸 0.1～0.2g 溶于生理盐水或 5% 葡萄糖液 100mL 中静脉滴注,每天 2 或 3 次,共用 2～3 周。此类药物有引起脑缺血性病变的可能,多与尼莫地平联合应用。

3)防治脑血管痉挛

脑血管痉挛一旦发生,尤其是后期的脑血管痉挛,很难逆转,所以重在预防。

(1)维持血容量和血压:避免过度脱水。动脉瘤处理后、血压偏低者,应减少或停用脱水、降压药物,亦可予人血白蛋白、血浆等胶体溶液扩容升压,必要时应用多巴胺升压。

（2）应用钙通道阻滞药:尼莫地平片 40～60mg,每天 4～6 次,连用 21 天。必要时静脉应用。

4）防治脑积水

轻度的急、慢性脑积水可予乙酰唑胺口服,亦可用甘露醇、呋塞米等药物。药物治疗无效者可考虑行脑室穿刺脑脊液引流术。

5）手术治疗

消除动脉瘤是防止动脉瘤性蛛网膜下腔再出血的最佳方法,可采用血管内介入治疗或动脉瘤切除术。对于颅内血管畸形者,可采用脑动静脉畸形整块切除术、供血动脉结扎术、γ－刀治疗、血管内介入治疗等。

五、脑卒中的护理

（一）短暂性脑缺血发作

1. 安全护理

指导患者发作时卧床休息,枕头不宜太高（以 15°～20° 为宜）,以免影响头部的血液供应。仰头或头部转动时应缓慢,且转动幅度不宜太大。频繁发作者应避免重体力劳动,沐浴和外出时应有家人陪伴,以防跌倒。散步、慢跑、踩脚踏车等可改善心脏功能,增加脑血流量,改善脑循环。

2. 用药护理

指导患者遵医嘱正确服药,不可自行调整、更换或停用药物。告知患者所用药物的机制和不良反应。阿司匹林、氯吡格雷或奥扎格雷等抗血小板药物的主要不良反应为恶心、腹痛、腹泻等消化道症状和皮疹,偶可致严重但可逆的粒细胞减少症,用药期间定期检查凝血功能。肝素等抗凝药物可致出血,用药过程中应注意观察有无出血倾向、皮肤瘀点和瘀斑、大便颜色等,有消化性溃疡和严重高血压者禁用。

3. 病情观察

对于频繁发作的患者,应注意观察和记录每次发作的持续时间、间隔时间和伴随症状;观察患者肢体无力或麻木等症状有无减轻或加重,有无头痛、头晕或其他脑功能受损的表现,警惕完全性缺血性脑卒中的发生。

（二）缺血性脑卒中

1. 躯体活动障碍

（1）生活护理：可根据 Barthel 指数评分确定患者的日常生活活动能力，并根据自理程度给予相应的协助。卧床及瘫痪患者应保持床单位整洁、干燥、无渣屑，减少对皮肤的机械性刺激；瘫痪患者垫气垫床或按摩床，抬高患肢并协助被动运动，必要时对骶尾部及足跟部等部位给予减压贴保护，预防压疮和下肢静脉血栓形成；患者需在床上大小便时，为其提供方便的条件、隐蔽的环境和充足的时间；鼓励和帮助患者摄取充足的水分和均衡的饮食，养成定时排便的习惯，便秘者可适当运动和按摩下腹部，促进肠蠕动，预防肠胀气，保持大便通畅；注意口腔卫生，每天口腔护理 2 或 3 次，保持口腔清洁。

（2）安全护理：护理运动障碍的患者重点要防止坠床和跌倒，确保安全。床铺高度适中，应有保护性床栏；呼叫器和经常使用的物品应置于床头患者伸手可及处；运动场所要宽敞、明亮，无障碍物阻挡，建立"无障碍通道"；走廊、厕所要装扶手，以方便患者起坐、扶行；地面要保持平整、干燥、防湿、防滑，去除门槛；患者最好穿防滑的软橡胶底鞋，穿棉布衣服，衣着应宽松。

（3）早期康复干预：告知患者及其家属早期康复的重要性、训练内容与开始的时间。早期康复有助于抑制和减轻肢体痉挛姿势的出现与发展，能预防并发症、促进康复、减轻致残程度和提高生活质量。一般认为，缺血性脑卒中患者只要意识清楚，生命体征平稳，病情不再发展后 48 小时即可进行康复；多数脑出血康复可在病后 10 ~ 14 天开始；其他疾病所致运动障碍的康复应尽早进行，只要不妨碍治疗，康复训练开展得越早，功能康复的可能性就越大，预后也就越好。

（4）心理护理：因偏瘫、失语及肢体和语言功能恢复速度慢、需时长，日常生活需依赖他人照顾，可使患者产生焦虑、抑郁等心理问题，进而影响疾病的康复和患者生活质量。应多与患者和家属沟通，耐心解答患者和家属提出的问题，解除患者的思想顾虑。鼓励患者和家属主动参与治疗、护理活动。

（5）用药护理：患者常联合应用溶栓、抗凝、脑代谢活化剂等多种药物治疗。护士应熟悉患者所用药物的药理作用、用药注意事项、不良反应和观察要点，遵医嘱正确用药。①溶栓和抗凝药物应严格掌握药物剂量，监测出凝血时间和凝血酶原时间，观察有无黑便、牙龈出血、皮肤瘀点瘀斑等出血的表现。密切观察症状和体征的变化，观察有无栓子脱落所致其他部位栓塞的表现，如肠系膜上动脉栓塞引起的腹痛，下肢静脉栓塞所致的皮肤肿胀、发红及肢体疼痛和功能障碍，发现异常应及时报告医生处理。②甘露醇应选择较粗大的静脉给药,以保证药物能快速静脉滴注(125mL 在 15～30 分钟内滴完),注意观察用药后患者的尿量和尿液颜色,准确记录 24 小时出入量;定时复查尿常规、血生化和肾功能,观察有无药物结晶阻塞肾小管所致的少尿、血尿、蛋白尿及血尿素氮升高等急性肾损伤的表现,观察有无脱水速度过快所致的头痛、呕吐、意识障碍等低颅压综合征的表现,并注意与高颅压进行鉴别。

2. 语言沟通障碍

(1)心理护理:患者常因无法表达自己的需要和感情而烦躁、自卑,护士应耐心解释不能说话或说话吐字不清的原因,关心、体贴、尊重患者,避免挫伤其自尊心的言行;鼓励患者克服羞怯心理、大声说话,当患者进行尝试和获得成功时应给予肯定和表扬;鼓励家属、朋友多与患者交谈;营造一种和谐的亲情氛围和轻松、安静的语言交流环境。

(2)沟通方法指导:鼓励患者采取任何方式向医护人员或家属表达自己的需要,可借助符号、描画、图片、表情、手势、交流板、交流手册或 PACE(即 promoting aphasics communication effectivness,是利用更接近实用交流环境的图片及其不同的表达方式,使患者尽量调动自己的残存能力,以获得实用化的交流技能,它是目前国际公认的实用交流训练法)技术等提供简单而有效的双向沟通方式。

3. 语言康复训练

脑卒中所致失语症的患者,由脑卒中单元制订个体化的全面语言康复计划,并组织实施;构音障碍的康复以发音训练为主,遵循由易到难的原则。护士每天深入病房、接触患者的时间最多,可以在专业语言治疗师的指导下,协助患者进行床旁训练。具体方法如下。

(1)肌群运动训练:指进行唇、舌、齿、软腭、咽、喉与颌部的肌群运动,包括缩唇、叩齿、伸舌、卷舌、鼓腮、吹气、咳嗽等活动。

(2)发音训练:由训练张口诱发唇音(a、o、u)、唇齿音(b、p、m)、舌音,到反复发单音节音(pa、da、ka),当能够完成单音节发音后,让患者复诵简单句,如早—早上—早上好。

(3)复述训练:复述单字和词汇,可出示与需要复诵内容相一致的图片,让患者每次复述 3～5 遍,轮回训练,巩固效果。

(4)命名训练:让患者指出常用物品的名称及说出家人的姓名等。

(5)刺激法训练:采用患者所熟悉的、常用的、有意义的内容进行刺激,要求语速、语调和词汇长短调整合适;刺激后应诱导而不是强迫患者应答;多次反复给予刺激,且不宜过早纠正错误;可利用相关刺激和环境刺激法等,如听语指图、指物和指字。训练过程中应根据病情轻重及患者情绪状态,循序渐进地进行训练,切忌复杂化、多样化,避免产生疲劳感、注意力不集中、厌烦或失望情绪,使其能体会到成功的乐趣,循序渐进地坚持训练。

4.吞咽障碍

（1）病情评估：观察患者能否经口进食及进食类型（固体、流质、半流质）、进食量和进食速度，饮水时有无呛咳，评估患者吞咽功能，有无营养障碍。

（2）饮食护理：①体位选择，应选择既安全又有利于进食的体位。能坐起的患者坐位下进食，头略前屈；不能坐起的患者取仰卧位，将床头抬起30°，头下垫枕使头部前屈，此种体位下进食，食物不易从口腔中漏出，又有利于食团向舌根运送，还可以减少向鼻腔逆流及误吸的危险。②食物的选择，选择患者喜爱的营养丰富、易消化的食物，可将食物调成糊状，或通过烹调时勾芡，使食物易于形成食团便于吞咽。③吞咽方法的选择，空吞咽和吞咽食物交替进行。吞咽时，头侧向健侧肩部，以防止食物残留在患侧梨状隐窝内，尤其适合偏瘫的患者。吞咽时，配合头前屈、下颌内收如点头样的动作，加强对气道的保护，利于食物进入食管。④不能吞咽的患者，应予以鼻饲饮食，并教会照顾者鼻饲的方法及注意事项，加强留置胃管的护理。

（3）防止误吸、窒息：进食前应注意休息；应保持进餐环境安静、舒适；告知患者进餐时不要讲话，减少进餐时环境中分散注意力的干扰因素，以避免呛咳和误吸；患者不可用吸管饮水、饮茶，用杯子饮水时，保持水量在半杯以上，以防患者低头饮水的体位增加误吸的危险；床旁备吸引装置。如果患者呛咳、误吸或呕吐，应立即指导其取头侧位，及时清理口腔、鼻腔内分泌物和呕吐物，保持呼吸道通畅，预防窒息和吸入性肺炎。

（三）出血性脑卒中

1.脑出血

1）意识障碍

（1）日常生活护理：患者卧于气垫床或按摩床，保持床单位清洁、干燥，减少对皮肤的机械性刺激，定时给予翻身、拍背，按摩骨突受压处，预防压疮；做好大小便的护理，保持外阴部皮肤清洁，预防尿路感染；注意口腔卫生，能经口进食者应每天口腔护理2或3次，防止口腔感染；谵妄躁动者加床栏，必要时做适当的约束，防止坠床、自伤或伤人；慎用热水袋，防止烫伤。

（2）饮食护理：给予高维生素、高热量饮食，补充足够的水分；进食时以及进食后30分钟内抬高床头以防止食物反流。

（3）保持呼吸道通畅：平卧头侧位或侧卧位，开放气道，取下活动性义齿，及时清除口腔、鼻腔分泌物并吸痰，防止舌根后坠、窒息、误吸或肺部感染。

（4）病情监测：严密监测并记录生命体征及意识、瞳孔变化，观察有无恶心、呕吐及呕吐物的性状与量,准确记录出入量,预防消化道出血和脑疝的发生。

2)潜在并发症——脑疝

(1)病情评估:脑疝是指颅内疾病(脑水肿、血肿、脓肿、肿瘤)引起颅内压增高以及颅内压增高加剧的一种严重危象,是脑出血患者最常见的直接死亡原因。应密切观察瞳孔、意识、体温、脉搏、呼吸、血压等生命体征,如患者出现剧烈头痛、喷射性呕吐、烦躁不安、血压升高、脉搏减慢、意识障碍进行性加重、双侧瞳孔不等大、呼吸不规则等脑疝的先兆表现时,应立即报告医生。

(2)配合抢救:立即为患者吸氧并迅速建立静脉通道,遵医嘱快速静脉滴注甘露醇或静脉注射呋塞米,甘露醇应在 15～30 分钟内滴完,避免药物外渗。注意甘露醇致肾衰竭的作用,观察尿量和尿液颜色,定期复查电解质。备好气管切开包、脑室穿刺引流包、呼吸机、监护仪和抢救药品等。

3)潜在并发症——上消化道出血

(1)病情监测:观察患者有无恶心、上腹部疼痛、饱胀、呕血、黑便、尿量减少等表现。胃管鼻饲的患者,每次鼻饲前先抽吸胃液,并观察其颜色,如为咖啡色或血性,提示有出血。观察患者大便的量、颜色和性状,进行大便隐血试验以及时发现少量出血。观察患者有无面色苍白、口唇发绀、皮肤湿冷、烦躁不安、尿量减少、血压下降等失血性休克的表现。

(2)心理护理:告知患者和家属上消化道出血的原因。安慰患者,消除其紧张情绪,创造安静舒适的环境,保证患者休息。

(3)饮食护理:遵医嘱禁食,出血停止后给予清淡、易消化、无刺激性、营养丰富的流质饮食,少量多餐,防止胃黏膜损伤及加重出血。

(4)用药护理:遵医嘱应用 H_2 受体拮抗剂(如雷尼替丁)、质子泵抑制剂(如奥美拉唑)以减少胃酸分泌,注入冰盐水与去甲肾上腺素胃管止血,口服枸橼酸铋钾保护胃黏膜等。注意观察药物的疗效和不良反应。

2. 蛛网膜下腔出血

1)疼痛——头痛

(1)采用缓解疼痛的方法:如缓慢深呼吸、听音乐、转移注意力等,必要时遵医嘱应用镇痛镇静药。

(2)用药护理:甘露醇应快速静脉滴注,注意观察尿量,记录 24 小时出入量,定期复查电解质;尼莫地平可致皮肤发红、多汗、心动过缓或过速、胃肠不适、血压下降等,应适当控制输液速度,密切观察有无不良反应的发生。

（3）心理护理：告知患者和家属疾病的过程与预后，使患者和家属了解各项检查的目的等相关知识。耐心向患者解释头痛发生的原因及可能持续的时间，使患者了解随着出血停止和血肿吸收，头痛会逐渐缓解，使患者消除紧张、恐惧和焦虑的心理，主动配合。

2）潜在并发症——再出血

（1）活动与休息：强调绝对卧床 4~6 周，并抬高床头 15°~20°，避免搬动和过早下床活动。保持病室安静、舒适，避免不良的声、光刺激，严格限制探视，治疗和护理活动集中进行。经治疗护理 1 个月左右，若患者症状好转、头部 CT 检查证实出血基本吸收或数字减影血管造影（DSA）检查没有发现颅内血管病变者，可遵医嘱逐渐抬高床头、床上坐位、下床站立和适当活动。

（2）避免诱因：告知患者和家属应避免导致血压和颅内压升高，进而诱发再出血的各种危险因素，如精神紧张、情绪激动、剧烈咳嗽、用力排便、屏气等，必要时遵医嘱应用镇静药、缓泻药等。

（3）病情监测：再出血发生率较高。颅内动脉瘤发病后 24 小时内再出血的风险最大，应密切观察患者在症状、体征好转后，有无再次剧烈头痛、恶心、呕吐、意识障碍加重、原有局灶症状和体征重新出现等表现，发现异常及时报告医生处理。

再出血的患者死亡率增加约 1 倍。入院时已出现昏迷、高龄、女性、收缩压超过 170mmHg 的患者发生再出血的风险较大，护理时应特别注意。

第二节　患者的管理

一、预防原则和方法

脑卒中是指各种原因引起的脑血管疾病急性发作，造成脑供血动脉狭窄或闭塞，或非外伤性的脑实质出血，并引起相应的临床症状及体征。循证医学证据表明，对脑卒中的危险因素进行早期干预，可显著降低脑卒中的发病风险。

（一）一级预防

脑卒中的一级预防是指通过早期改变不健康的生活方式，积极主动地控制各种危险因素，从而达到使脑卒中不发生或推迟发病的目的。从流行病学角度看，只有一级预防才能降低疾病的人群发病率。

美国心脏协会（AHA）/美国卒中协会（ASA）2014 年在更新版的《卒中一级预防指南》中首先强调了脑卒中的严重危害，认为脑卒中是导致神经功能障碍的首要原因。脑卒中不仅改变了患者本人的生活,而且也改变了其家属和看护者的生活。尽管再灌注疗法的出现为部分急性缺血性脑卒中患者带来希望,但有效的预防措施仍是减少脑卒中负担的最佳方法。鉴于大部分脑卒中患者为首次发病,脑卒中一级预防尤为重要。对各种证据充分的可干预危险因素进行干预是一级预防的核心问题。

1. 首次脑卒中风险的评估

使用脑卒中风险评估工具,如 AHA/ACC 的 CV 风险计算工具、改良弗明汉卒中风险评估工具(FSP),有助于鉴定能够从治疗性干预手段中获益的患者,以及不能通过单一风险因素治疗的患者。这些评估工具能够提醒临床医生与患者可能存在的风险,但治疗决策的制订需要考虑患者整体的风险。

2. 生活方式的改变

(1)控制饮酒:大量饮酒者应减少饮酒或戒酒。饮酒者不要酗酒;男性每日酒精的摄入量应不超过 2 个标准杯,女性每日酒精的摄入量应不超过 1 个标准杯(1 个标准杯 = 12g 酒精)。

(2)加强锻炼:应进行适当的体力活动来降低脑卒中的风险。建议健康成年人从事有氧运动,每周 3 或 4 次,每次持续约 40 分钟,可涉及中等强度至高强度的体力活动。

(3)减轻体重:超重和肥胖者可通过健康的生活方式、良好的饮食习惯、增加体力活动等措施以减轻体重。超重和肥胖者减轻体重可降低血压和脑卒中发病的风险。

(4)膳食营养:减少钠的摄入有益于降低血压。多摄入蔬菜、水果可能有助于降低脑卒中的风险。建议多摄入富含坚果类食物的地中海饮食,可能有利于降低脑卒中的风险。地中海饮食一词起源于 1970 年,它反映的不仅是 20 世纪 70 年代围绕地中海沿岸国家的主要饮食模式,更是一种独特的生活方式。其特点是多摄入蔬菜、水果、橄榄油、豆类、全麸类食品、坚果,适量饮用红酒,少量使用精加工食品、乳制品、红肉及植物油。

3. 高血压

(1)各级医院应尽快建立成年人首诊测量血压制度,及时筛查发现高血压患者并给予干预及随诊。除关注诊室血压外,还应关注患者的动态血压、家庭血压、清晨血压等,并积极推荐家庭自测血压。

(2)全面评估患者的总体危险。①低危人群:首选生活方式治疗,监测血压及其他危险因素。3 个月后效果仍不佳者,应加用降压药物治疗。②中危人群:首选生活方式治疗,监测血压及其他危险因素。1 个月后效果仍不佳者,应加用降压药物治疗。③高危人群:立即开始对高血压及并存的危险因素进行药物治疗。

（3）高血压患者应减少钠盐的摄入。对于合并吸烟者应强烈建议患者戒烟,可指导患者应用药物(尼古丁替代品、安非他酮缓释片和伐尼克兰等)辅助戒烟,对戒烟成功者进行随访和监督,避免复吸。对合并阻塞性睡眠呼吸暂停(obstructive sleep apnea)的患者,应同时采取适当的治疗方式以保证呼吸道通畅。对合并血脂异常的患者,应同时采取适度的调脂治疗。对合并糖尿病的患者,应同时采取适度的降糖治疗。对合并高同型半胱氨酸血症的患者,应同时采取适度的降同型半胱氨酸治疗。

（4）一般高血压患者血压应控制在 140/90mmHg 以下,年龄≥80 岁者尽量将血压控制在 150/90mmHg 以下。对于血压正常高值(120 ~ 139/80 ~ 89mmHg)者应进行生活方式干预,如伴有充血性心力衰竭、心肌梗死或慢性肾衰竭者,应给予降压药物治疗。

（5）需要降压治疗者应根据患者特点及药物耐受性进行个体化治疗,若能有效降压,各类降压药物均可以降低脑卒中的风险。

4. 糖尿病

（1）成年糖尿病高危人群建议尽早进行糖尿病筛查,无糖尿病危险因素的人群建议在年龄 >40 岁时开始筛查。首次血糖筛查结果正常者,建议每 3 年至少重复筛查 1 次。有脑血管病危险因素的人应定期检测血糖,包括测定糖化血红蛋白和糖耐量试验。

（2）糖耐量异常患者应当进行生活方式干预,使体重减轻 7%,同时每周至少进行中等强度的体力运动(如步行)150 分钟以上。

（3）糖尿病的控制目标需要个体化,推荐将空腹血糖控制在 4.4 ~ 7mmol/L,餐后血糖 < 10mmol/L。对于大多数非妊娠成年 2 型糖尿病患者而言,合理的 HbA1c 控制目标 <7%。在无低血糖或其他不良反应的前提下,病程较短、预期寿命较长、无并发症、未合并心血管疾病的 2 型糖尿病患者,HbA1c 控制目标应 <6.5%。对有严重低血糖史、预期寿命较短、有显著的微血管或大血管并发症、严重合并症或难达到常规治疗目标的患者建议 HbA1c 控制目标应 <8%。

（4）糖尿病患者血糖控制应采取改进生活方式、营养治疗、运动治疗、药物治疗等在内的综合治疗。首先应改变糖尿病患者的生活方式,改善饮食,加强体育锻炼。

（5）对于糖尿病合并高血压的患者血压控制目标应 <140/90mmHg,治疗方案应优先使用一种 ACEI 或 ARB。

（6）糖尿病患者应在严格控制血糖、血压及生活方式干预的基础上,联合他汀类药物降低脑卒中的风险。糖尿病合并单纯高甘油三酯血症(>5.6mmol/L)患者应使用贝特类药物。不推荐他汀类药物与贝特类药物联合应用预防脑卒中。

5. 血脂异常

（1）对于缺血性心血管病及脑卒中的高危人群,应每 3～6 个月测定 1 次血脂。对于因缺血性心血管病住院治疗的患者应在入院时或 24 小时内检测血脂。

（2）对于具有 10 年动脉粥样硬化性心血管疾病（ASCVD）风险的患者,应在改变生活方式的基础上,全面评估患者的总体危险,针对不同危险水平制订治疗方案。总体原则:①低危人群,首选治疗性生活方式改变、监测血脂及其他危险因素。3 个月后效果仍不佳者,应加用降脂药物治疗。②中危人群,首选治疗性生活方式改变、监测血脂及其他危险因素。1 个月后效果仍不佳者,应加用降脂药物治疗。③高危人群,立即开始对血脂异常及并存的危险因素和临床情况进行药物治疗。

（3）对于原发性 LDL-C＞190mg/dL 的人群,应采取中、高等强度他汀类药物治疗。

（4）对于 40～75 岁、LDL-C 为 70～189mg/dL 的糖尿病患者群,应采取中等强度他汀类药物治疗。

（5）血脂异常伴高血压、糖尿病、心血管病患者为脑卒中高危或极高危状态,此类患者不论基线 LDL-C 水平如何,均提倡采用改变生活方式和他汀类药物治疗,将 LDL-C 降至 70mg/dL 以下或使 LDL-C 水平比基线时下降 30%～40%。

（6）TG≥5.65mol/L 应评估高脂血症发生的原因,以生活方式干预为主,也可根据情况考虑应用贝特类或烟酸类药物。

6. 心脏病

（1）心房颤动:对于首次就诊的年龄大于 65 岁的患者推荐主动进行心房颤动筛查,可先触诊脉率,如有异常可行心电图检查。对于确诊的心房颤动患者推荐行电生理监测,确定药物和/或电生理治疗。

推荐对所有心房颤动患者进行脑卒中风险评估（CHA_2DS_2-VASc 评分,表 5-1）并进行临床分类。对于 CHA_2DS_2-VASc 评分＞2 分且出血风险较低的瓣膜性心房颤动患者,推荐口服抗凝剂治疗,可应用华法林（INR 为 2～3）或新型口服抗凝剂（达比加群、利伐沙班、阿哌沙班）。对于 CHA_2DS_2-VASc 评分为 1 分的非瓣膜性心房颤动患者,可不使用抗血栓治疗,可考虑口服一种抗凝剂或阿司匹林治疗。对于 CHA_2DS_2-VASc 评分为 0 分的非瓣膜性心房颤动患者,不推荐使用抗血栓治疗。

表 5 - 1 CHA$_2$DS$_2$ - VASc 评分

危险因素	CHA$_2$DS$_2$ - VASc(分)
充血性心力衰竭/左心室功能障碍(C)	1
高血压(H)	1
年龄≥75 岁(A)	2
糖尿病(D)	1
脑卒中、TIA 或血栓栓塞病史(S)	2
血管疾病(V)	1
年龄 65 ~ 74 岁(A)	1
性别(女性,Sc)	1

若不能正规监测凝血酶原时间国际标准化比值(international normalized ratio,INR),可考虑使用凝血酶抑制剂或 Xa 因子抑制剂。对于不能正规监测 INR,而又不能负担新型抗凝药物的患者,可以考虑抗血小板治疗。

心房颤动(CHA$_2$DS$_2$ - VASc 评分≥2 分)合并终末期肾病(肌酐清除率 < 15mL/min)或透析的患者,推荐使用华法林进行抗凝治疗。行冠状动脉血运重建术后且 CHA$_2$DS$_2$ - VASc 评分≥2 分的心房颤动患者,建议使用氯吡格雷联用口服抗凝药。

推荐使用 HAS - BLED 评分(表 5 - 2)评价接受抗凝治疗房颤患者的出血风险,评分≥3 分的患者应警惕出血风险。对不适合长期抗凝治疗的房颤患者,在有条件的医疗机构可考虑行经皮左心耳封堵术。

表 5 - 2 出血风险评估(HAS - BLED 评分)

临床特点	计分(分)
高血压(H)	1
肝、肾功能异常(各 1 分,A)	1 或 2
脑卒中(S)	1
出血(B)	1
INR 值不稳定(L)	1
老年(年龄 > 65 岁,E)	1
药物或嗜酒(各 1 分,D)	1 或 2
最高值	9

注:高血压指收缩压 > 160mmHg;肝功能异常指慢性肝病(如肝硬化)或显著的生化指标紊乱(如胆红素 > 正常值上限的 2 倍,并且谷丙转氨酶、谷草转氨酶或碱性磷酸酶 > 正常值上限的 3 倍等);肾功能异常定义为慢性透析、肾移植或血清肌酐≥200μmol/L;出血指既往有出血病史和/或出血的诱因(如出血体质、贫血等);INR 值不稳定指 INR 值易变、偏高或达不到治疗范围(如 < 60%);药物指合并用药,如抗血小板药、非甾体抗炎药等。

（2）其他心脏病：伴有左心室附壁血栓或室壁运动障碍的心肌梗死后 ST 段升高患者，可以考虑应用华法林预防脑卒中。对于卵圆孔未闭患者，不建议抗血栓与导管封堵治疗进行脑卒中一级预防。对于无房颤或既往血栓栓塞性病史的心力衰竭患者，建议给予抗凝或抗血小板治疗。二尖瓣狭窄伴发左心房血栓患者建议给予抗凝治疗。

7. 无症状性颈动脉粥样硬化

（1）建议对年龄 >40 岁的人群进行脑卒中危险因素（如高血压、血脂异常、糖尿病、心房颤动、吸烟史、明显超重或肥胖、缺乏运动和脑卒中家族史）筛查；对于年龄 >40 岁的高危人群、既往有脑卒中或 TIA 病史的人群建议常规检查颈动脉彩超。不推荐对低危人群进行常规筛查。

（2）对颈动脉彩超仅发现内膜增厚的人群，建议其首先改变生活方式（如戒烟，适量运动和低盐、低脂、低糖、低热量饮食），并每年复查颈动脉彩超 1 次。

（3）对于颈动脉彩超发现的颈动脉粥样硬化斑块和颈动脉狭窄，应确定斑块性质及狭窄程度。

（4）对于确诊的不稳定斑块（包括软斑块或混合性斑块），建议患者在改变生活方式的基础上服用他汀类药物治疗。

（5）确诊的颈动脉狭窄（狭窄 >50%）患者，应每日给予他汀类药物和阿司匹林。同时，患者应当筛查其他可干预的脑卒中危险因素，并给予改变生活方式及恰当的药物治疗。

（6）对于确诊的颈动脉重度狭窄（狭窄 >70%）且预期寿命 >5 年者，可行颈动脉内膜剥脱术（CEA）治疗，同时推荐联合应用阿司匹林治疗。

（7）对于行 CEA 风险较高的患者，可以考虑行血管内支架成形术（CAS）。经过慎重选择的患者中 DSA 证实狭窄 >60%，多普勒超声证实狭窄 >70%，或超声显示狭窄 50%~60%，而计算机体层血管成像（CTA）和磁共振血管成像（MRA）证实狭窄 >80% 者，可考虑行预防性 CAS。

8. 偏头痛

（1）有先兆女性偏头痛患者，建议改变生活方式（包括戒烟、减少口服避孕药的摄入）。

（2）降低偏头痛发作频率可以减少脑卒中的发生，但不建议过度使用缩血管药物来治疗偏头痛。

9. 睡眠呼吸障碍

（1）对于成年人（尤其是腹型肥胖、高血压、心脏病或药物抵抗的高血压者）应详细询问病史,评估是否有睡眠呼吸障碍,必要时行呼吸睡眠监测。

(2)通过持续气道正压通气(CPAP)治疗睡眠呼吸暂停来降低脑卒中的风险。

10. 阿司匹林

(1)对于心脑血管疾病高危人群,推荐使用阿司匹林预防心脑血管疾病(包括但不限于脑卒中)的发生;对于脑卒中低危人群,不推荐使用阿司匹林作为脑卒中一级预防用药。

(2)当女性发生脑卒中风险超过治疗本身风险时,服用阿司匹林(每日75mg或隔日100mg)有助于预防首次脑卒中的发生。

(3)对于无其他明确的心血管疾病证据或伴无症状周围动脉性疾病(踝肱指数 < 0.99)的糖尿病患者,不推荐使用阿司匹林作为脑卒中一级预防用药。

(4)慢性肾脏病[肾小球滤过率 < 45mL/(min·1.73m^2)]患者可考虑服用阿司匹林来预防首次脑卒中的发生。但该建议不适用于严重慢性肾脏病患者[4期或5期,肾小球滤过率 < 30mL/(min·1.73m^2)]。

11. 高凝状态

(1)目前尚无足够证据表明需对具有遗传性或获得性血栓形成倾向的患者进行筛查及脑卒中的预防性治疗。

(2)对于抗磷脂抗体阳性的患者不建议给予低剂量阿司匹林预防脑卒中。

(二)二级预防

在罹患脑卒中后,再次发生脑卒中的风险比未罹患过脑卒中者发生脑卒中的风险大,我们把罹患过脑卒中后预防复发的行为称为脑卒中的二级预防。脑卒中的二级预防主要包括生活方式改变、药物干预以及其他一些方面。

1. 生活方式改变

对于已经罹患过脑血管病的人群,由于其存在着较高的复发率,应尽量控制可干预的危险因素。其中,生活方式的干预作为预防手段的一种,是十分重要的。

(1)合理膳食:①限制钠盐摄入,提倡低钠高钾饮食。高血压是我国脑血管病的主要病因,而高钠低钾饮食是我国大多数高血压患者发病的最主要的危险因素。研究表明,人均每日摄入的钠盐每增加2g,动脉收缩压和舒张压分别增高2mmHg和1.2mmHg。此外,高盐饮食可促进动脉粥样硬化斑块形成。国际卫生组织推荐每日摄入钠盐应少于5g,脑卒中患者日常生活中限制钠盐的摄入是非常必要的,包括限制每日的烹调用盐(如味精、酱油等含钠盐的调味品)以及含盐量较高的各类加工食品(如咸菜、火腿等)。同时，肾功能良好者尽量用含钾的烹调用盐代替含钠的烹调用盐。②改善膳食结构。蔬菜和水果含水分多，是提供微量营养素、膳食纤维和天然抗氧化物的重要来源。含钾的水果和蔬菜(如菠菜、番茄、土豆、香蕉、柚子等)能够减少体内水钠潴留，降低血容量，从而降低血压。有些水果、蔬菜富含类黄酮及番茄红素，如辣椒、西瓜、柿子、苹果、草莓、萝卜、洋葱等，能够抑制低密度脂蛋白过氧化，减少动脉粥样硬化斑块的发生。大豆中富含大豆异黄酮，可以降低妇女尤其是绝经后妇女发生脑卒中的风险。鱼类富含 $\omega-3$ 脂肪酸，包括二十碳五烯酸(EPA)和二十二碳六烯酸(DHA)，均为不饱和脂肪酸，对降低脑卒中的复发有益。坚果类同样含有大量不饱和脂肪酸，建议多进食。此外，鸡肉、鸭肉、兔肉、鸽肉等富含硫氨酸、赖氨酸、牛磺酸等优质氨基酸，有益于维持正常血管弹性，防止血管脆性增加引起的颅内微动脉瘤破裂出血。

(2)增加运动，控制体重：运动可以促进血流加速和血管扩张，改善血管弹性，提高心、肺功能，改善机体状态；增加脑血流量，降低血液黏滞度，减少血栓形成。在脑卒中的二级预防中，应根据患者的身体情况进行适当的运动。运动时应注意选择合适的时间并进行合适强度的锻炼。①合适的运动时间：研究表明，在一天的24小时中，早上4～10点发生心、脑血管病的可能性最大。因此，推荐运动的时间在傍晚，因为这个时候按照人体的生物钟，人体功能一般达到高峰。②合适的运动强度：2013年《AHA/ACC生活方式管理降低心血管疾病风险指南》提出，建议成年人从事有氧运动的活动为每周3或4次，每次持续约40分钟，可涉及中等强度至高等强度的体力活动。由于脑卒中患者遗留部分神经系统缺损症状，因此运动时应充分考虑运动限度，避免强负荷运动。同时，中老年人和高血压患者在进行运动前，应考虑心脏应激的适应性，个体化制订运动方案。肥胖患者由于脂肪的堆积，更容易出现动脉粥样硬化、糖尿病、高血压等疾病，从而诱发脑卒中。此外，肥胖与高脂血症同样存在一定的相关性。肥胖的发生一部分是由于遗传因素，另一部分则是由于能量摄入过多、运动较少和不良生活习惯(如熬夜)等。

(3)戒烟：吸烟会引起血液黏滞度和纤维蛋白水平增高、血管内皮损伤，促进血小板聚集和血管收缩，从而增加脑卒中和其他血管性疾病的风险。据报道，吸烟者发生脑卒中的危险是不吸烟者的2～3.5倍，如果吸烟和高血压同时存在，脑梗死的风险就增加20倍。有研究表明，被动吸烟者脑卒中的发生率较不吸烟者显著增高。戒烟以后，5年内脑卒中的风险降至非吸烟水平，因此，应大力提倡戒烟。

(4)戒酒：酗酒与高血压病、心律失常、凝血功能减退等有关，从而易导致脑血管病的复发。在急性酒精中毒的兴奋期，交感神经兴奋，心跳加快，血压升高，管壁薄弱的脑动脉更易破裂发生脑卒中。有研究表明，因酗酒引发脑卒中的死亡率为不饮酒者的3倍。

除此之外,脑卒中患者还需要保持乐观向上的心态,注意缓解压力,减轻精神负荷。

2. 药物干预

(1)抗高血压治疗:高血压是脑卒中最重要的独立危险因素。《中国高血压防治指南》指出,血压与脑卒中发病风险呈对数线性关系,基线收缩压每增加10mmHg,脑卒中发病相对危险增加49%;舒张压每增加5mmHg,脑卒中风险增加46%。

早期或轻度高血压患者应首先采取积极的生活方式治疗,3个月效果不佳者,应加用抗高血压药物治疗。一旦患者开始应用抗高血压药物治疗,应按时随诊,及时调整用药或剂量,直至达到目标血压水平。一般来说,在脑卒中患者急性期过后,无论是出血性脑卒中还是缺血性脑卒中,都应将降压目标控制在收缩压小于140mmHg,舒张压小于90mmHg。如果合并糖尿病等其他危险因素,血压的目标值还要更低一些。

由于老年人血管壁弹性不佳,因此应注意降压不可过度。脑血流受血压影响较其他器官更加敏感,当血压过低时,超出了脑血管收缩的调控范围,血流速度减慢,容易发生缺血性脑卒中。因此,降压也不是越低越好,应该长期规律服药,平稳控制血压。

(2)控制糖尿病:对于已发生脑卒中的患者来说,无论是出血性脑卒中还是缺血性脑卒中,如果合并糖尿病,就需要控制好血糖,以减轻糖尿病对血管的危害,预防再次发生脑卒中。确诊糖尿病,应该首先启动饮食和营养治疗,饮食和营养治疗是糖尿病治疗的重要组成部分。营养治疗的原则是控制总热量的摄入,合理均衡各种营养物质。

《中国缺血性脑卒中和短暂性脑缺血发作二级预防指南》建议,采用患者为中心的个体化治疗原则,基于HbA1c预期值、药物不良反应和毒性、潜在的非血糖性获益和花费等因素,为患者提供个体化的合理降糖方案。对于伴有糖尿病的缺血性脑卒中患者,严格的生活方式干预、合理的营养、脂代谢异常和高血压的治疗以及抗血小板药物的长期治疗同等重要。

(3)降血脂治疗:胆固醇水平是导致缺血性脑卒中或TIA复发的重要因素。降低胆固醇水平可以减少缺血性脑卒中或TIA的发生、复发和死亡。降血脂治疗包括生活方式干预和药物治疗。其中,生活方式干预可减少饱和脂肪酸和胆固醇的摄入,减轻体重,增加体力活动等;药物治疗包括各种调脂药,如他汀类药物等。有研究表明,对于已经发生过缺血性脑卒中的患者,应用他汀类药物治疗可以降低脑卒中复发的风险。

(4)抗栓治疗:建议缺血性脑卒中患者行抗栓治疗以进行二级预防。TOAST(trial of ORG 10172 in acute stroke treatment)根据发病机制的不同将缺血性脑卒中分为大动脉粥样硬化型、心源性栓塞型、小动脉闭塞型、其他原因型和不明原因型五种。其中,心源性脑梗死与其他非心源性脑梗死抗栓治疗是有差异的。①心源性脑栓塞的抗栓治疗。心源性脑栓塞是指由于来自心脏的栓子栓塞脑血管导致的梗死,其中77%的脑栓塞患者伴有房颤。其他可引起心源性脑栓塞的心脏疾病有冠状动脉粥样硬化性心脏病(包括心肌梗死)、瓣膜性心脏病、心肌病和心力衰竭等。冠状动脉粥样硬化性心脏病和瓣膜性心脏病都可伴有左心房血栓形成。由于栓子的不稳定性,脑栓塞极易复发,因此,对于伴有阵发或持续性房颤的患者,建议进行抗凝治疗。另外,无论有无房颤,所有机械心脏瓣膜患者均需进行抗凝治疗,目标值(INR值)根据瓣膜的类型、部位以及是否存在其他危险因素而有所不同。②非心源性缺血性脑卒中的抗栓治疗。研究表明,对既往有缺血性脑卒中的患者进行抗血小板治疗能显著降低复发风险及脑卒中的病死率。《中国缺血性脑卒中和短暂性脑缺血发作二级预防指南》指出,对于非心源性栓塞性缺血性脑卒中或TIA患者,建议给予口服抗血小板药物而非抗凝药物预防脑卒中复发及其他心血管时间的发生。氯吡格雷(75mg/d)、阿司匹林(50~325mg/d)单药治疗可以作为首选的抗血小板药物。伴有主动脉弓动脉粥样硬化斑块证据的缺血性脑卒中或TIA患者需要抗凝治疗。

3.其他

(1)避免诱发脑出血的因素:脑出血一般为急性起病,在日常生活中有许多容易诱发脑出血的因素,如情绪改变、气候变化、劳累等,应注意避免。

情绪大起大落,极度的焦虑、悲伤、兴奋等均容易诱发脑出血的发生。究其原因,情绪的大幅度改变会导致交感神经兴奋、心跳加快、血压升高,血管容易破裂而发生脑出血。

季节和气候的变化会影响人体神经内分泌代谢,肾上腺素分泌增多,导致血管收缩,同时血黏度增加,血管脆性增加,脑出血的发生频率增高。

脑力劳动和体力劳动不要过于劳累,超负荷的工作可以诱发脑出血。咳嗽、用力排便以及用力搬抬重物会导致腹压快速升高,随之血压和颅内压上升,如果血管的负担已经很重且血管脆性增加,很容易导致血管的突然破裂,发生脑出血。

(2)重视脑卒中的先兆:脑卒中的发生有一些先兆症状,如一过性的视物障碍或者肢体活动障碍,突然的身体麻木、语言交流困难,不知道自己身处何处等,随后症状又消失,这种疾病为TIA,是脑卒中的先兆。发生TIA的患者,随后继发脑卒中的风险极高,这种情况下,应该尽快就医检查治疗。

二、国内外健康管理模式、做法、优点和缺点

(一)脑卒中单元健康管理模式

脑卒中单元(stroke unit,SU)健康管理模式是由多学科专业人士组成的医疗团队,为改善住院脑卒中患者健康状况而提出的一种医疗管理模式。经研究证实,其与常规医疗模式相比,能有效降低脑卒中患者的死亡率和残疾程度、提高患者生活质量,是目前治疗脑血管疾病较为有效的管理模式之一。

1. 以医院为依托的 SU 健康管理模式

(1)急性 SU(acute stroke unit,ASU)健康管理模式:主要针对急性期脑卒中患者(通常为发病 7 天内),并为其提供 1 周以内的短期医疗服务,强调对急性期脑卒中患者的评估、监护及合理用药。管理内容包括严密监测中心静脉压、颅内压、心搏出量、脑电图、神经功能及适当氧疗等,从而达到改善患者预后的效果。

优、缺点:ASU 健康管理模式可以提高脑卒中患者的存活率,降低其复发率;但在独立能力方面,常规治疗模式管理效果优于 ASU 健康管理模式,这可能与收治患者病情严重程度不同有关。

(2)移动 SU(mobile stroke unit,MSU)健康管理模式:主要目的为缩短脑卒中患者症状出现至就诊时间,以帮助更多患者争取溶栓机会。该模式有专业的救护团队,并配备 CT 扫描仪、实验室检查设备,允许医院通过远程医疗对脑卒中者进行紧急院前救治。

优、缺点:MSU 健康管理模式可以缩短患者呼救至救治的时间,从而提高脑卒中患者的救治率。虽然 MSU 健康管理模式可以提高脑卒中患者的溶栓率和存活率,但其所需的医疗成本和技术要求较高,故尚未在我国得到广泛应用。

(3)综合 SU(comprehensive stroke unit,CSU)健康管理模式:充分发挥了医院的优势资源,在对急性期脑卒中患者进行全面医疗护理的同时给予其数周的康复治疗,以使脑卒中患者得到及时救治,不错过躯体功能恢复的最佳时机。

优点:与 ASU 健康管理模式相比,CSU 健康管理模式下的早期躯体运动可以使脑卒中患者的肢体运动功能达到较高水平。采用 CSU 健康管理模式的患者的各项指标均优于普通神经科病房患者,且住院期间感染率和死亡率也较低。

(4)中西医结合 SU 健康管理模式:充分发挥了中医优势,除 SU 核心工作人员之外,还配备了由擅长脑卒中治疗的中医内科医师、针灸医师、推拿医师所组成的中医团队,将传统中医理论和技术与临床医学及康复医学有机结合起来,形成了适合我国国情的脑卒

中健康管理模式。

优点:行中西医结合 SU 健康管理模式治疗的患者的神经功能缺损程度低于普通西医治疗患者,运动功能和 ADL 评分高于普通西医治疗患者,是我国新兴的、特有的一种管理模式。

2. 以社区为依托的 SU 健康管理模式

(1)社区 SU 健康管理模式:主要针对出院后回归家庭的脑卒中患者,由社区卫生服务中心的医疗团队为其提供医疗、康复、健康指导等服务,使患者及其家属主动参与到医疗护理和康复训练中,促进社区医疗机构和患者家庭的双向互动,以达到提高脑卒中患者生活质量的目的。

优点:社区 SU 健康管理模式能有效提高脑卒中患者的存活率,患者的 ADL 评分、社会支持状况、患者及家属满意度均明显提高。

(2)延伸 SU(extended stroke unit,ESU)健康管理模式:是指将 SU 中脑卒中患者的健康管理延续到出院后的社区医疗和家庭医疗中,由医院脑卒中专家组与社区医疗机构、患者家庭合作,继续完成脑卒中患者的康复治疗。

优点:与传统家庭照顾患者相比,采用 ESU 健康管理模式的出院脑卒中患者神经功能恢复更好、脑卒中后抑郁发生率更低。ESU 健康管理模式可以有效提高脑卒中患者的独立能力和 ADL,且有利于患者更好地回归家庭。

(二)脑卒中自我健康管理模式

自我健康管理强调患者要关注自身健康问题,参与设定与疾病相适应的自我管理目标,包括检测自我病情和控制认知、行为、情感表达等,从而降低脑卒中患者的危险行为,提高自我效能,改善功能结局和生活质量。

1. 提高自我效能的健康管理模式

自我效能可以有效提高脑卒中患者的功能结局,包括健康状况感知、躯体功能水平、ADL、抑郁及生活质量。

2.“知己”健康管理模式

“知己”健康管理模式是对社区慢性病患者进行健康管理的一种方法。从源头上遏制脑卒中等慢性病的发生与发展,运用“知己”健康管理的原则和规范化的操作程序,管理人员做管理对象的知己,全面了解管理对象的健康状况和相关因素,从而实现科学、准确、全方位的健康指导。

优点:"知己"健康管理模式可改善患者的血压、血糖和血脂,有效提高脑卒中患者的卫生知识知晓率,增强其自我管理的内在动力,促使其形成良好的健康行为。

(三)基于网络技术的脑卒中健康管理模式

1.脑卒中远程医疗

脑卒中远程医疗允许远端医务人员通过远程医疗网对患者做出评估、在线 CT 影像检查,并通过视频会议与当地医务人员讨论治疗方案,使脑卒中患者能够及时、有效地接受专业救治,弥补偏远地区医疗资源匮乏的缺陷。患者呼叫时即可开始脑卒中远程医疗的院前管理,患者抵达医院之前,重要临床资料可通过电子设备传输给医院,若救护车上具备 CT 扫描设备和重要的实验室检查设备,溶栓等重要治疗措施也可实施。

优、缺点:脑卒中远程医疗能够及时有效地开展检查和专业救治,有效降低患者救治的时间成本和经济成本,但配备设备价格较高,提高设备使用的覆盖范围所需的建设成本高昂。

2.基于健康体检平台的脑卒中健康管理

医院可发挥健康体检平台的优势,对体检患者进行脑卒中危险因素的筛查、评估及分级管理。患者的自我效能、自我饮食控制能力及 ADL 均可得到提升。

优、缺点:基于健康体检平台的脑卒中健康管理可有效督促患者养成自我管理、及时检查的习惯,但搭建、维护健康平台运营的成本较高。

(四)其他脑卒中健康管理模式

1.医院—社区—家庭互动式健康管理模式

医院—社区—家庭互动式健康管理模式是由社区卫生服务站站长、内科临床医师、全科医师、健康管理师、医学院校教师等多专业人员组成的研究团队,为社区慢性病和特殊人群制订健康管理计划,实现基本医疗和社区健康管理的无缝式分离协作模式。例如,石家庄市第八医院康复科和社区卫生服务中心联合建立了脑卒中社区康复协作技术网络,自行设计了"爱脑康复手册——脑卒中康复档案",积极进行康复知识宣教,运行1 年后社区脑卒中患者的康复知识知晓率、接受康复情况及生活质量均明显提高。

优、缺点:医院—社区—家庭互动式健康管理模式有效提高了患者康复知识知晓率和康复意识,促进了患者与医护专业人员的交流互动,对自身病情可针对性制订康复计划,但专业医护人员有限,很难大范围实行。

2. "4CH8"社区健康管理模式

该模式是由中华医学会健康管理学会分会于 2013 年首次正式提出的社区健康管理模式,并经上海市浦东新区三林社区卫生服务中心实践。该模式基于社区健康管理理念,进行系统、综合、个性化的疾病管理与干预,完全可应用于脑卒中。"4CH8"是指通过健康管理的 4 个环节,针对健康管理的 4 个重点人群,通过 8 个居民自测的健康模块进行人体及人群的健康管理。"4C"指社区诊断和健康档案建立;健康风险评估;社区健康风险干预;健康干预与效果评估。"4H"指老年人健康关爱家园、慢性病患者健康关爱家园、妇女健康关爱家园、儿童健康关爱家园。"8"指生物学健康管理模块、心理学健康管理模块、社会学健康管理模块、睡眠健康管理模块、眼保健健康管理模块、体质量管理模块、膳食管理模块、体质分析模块。

优点:"4CH8"社区健康管理模式有效提高了脑卒中患者的卫生知识知晓率、降低了疾病发生的风险。

3. 家庭医生制健康管理模式

家庭医生制健康管理模式被 WHO 称为最经济、最适宜的医疗卫生保健服务模式,是全科医生通过签约方式,与签约家庭建立服务关系,为家庭成员提供连续性、有效性的医疗服务。上海市松江区采取该模式对签约家庭成员进行健康体检、健康档案的建立及更新、定期筛查慢性病,并为慢性病患者及高危人群提供健康咨询和管理,同时对脑卒中等慢性病患者开展社区康复。

优、缺点:家庭医生制健康管理模式可针对性地对患者病情制订高效、连续的康复和督促方案,有效提高慢性疾病的筛查率,但目前全科医生储备不足,不足以全面覆盖社区患者的需求。

第六章 COPD 患者的管理

第一节 COPD 的疾病学基础

COPD 是一种常见的、以持续呼吸道症状和气流受限为特征的、可以预防和治疗缓解的疾病。呼吸道症状和气流受限与有毒颗粒、气体引起的气道和/或肺泡异常有关,具有不完全可逆性气流受限,且气流受限程度通常呈进行性发展,严重影响了患者的生活质量。

据 2017 年全球疾病负担研究估计,COPD 位于全球死亡原因的第四位,是影响我国居民死亡的第三大主要原因,居于伤残调整寿命年(disability adjusted life years)损失原因顺位的第三位。

一、病因

COPD 发生率受到的影响因素较多,不同因素之间相互作用、相互影响,进一步加剧了疾病的发生、发展。

(一)吸烟

国外有研究显示,吸烟可明显增加 COPD 的发病率,长期吸烟者 COPD 的发病率为 35.5%,从不吸烟者仅为 7.8%。吸烟会加重 COPD 患者的急性发作,增加患者的住院率。吸烟会使 COPD 患者肺功能下降得更严重,吸烟患者 FVC、FEV_1、FEV_1/FVC 等肺功能指标明显下降。有研究表明,吸烟可以影响 COPD 患者的免疫功能和病情程度,进而降低患者的生活质量。

(二)感染

1.细菌感染

细菌感染的主要病原菌为流感嗜血杆菌、肺炎链球菌、卡他莫拉菌,其次为副流感嗜血杆菌、铜绿假单胞菌、非典型病原体。实验室检查显示痰培养呈阳性。急性加重期的主要原因是细菌感染,需要抗菌治疗联合抗炎治疗。

2.病毒感染

COPD 可能是由于病毒感染导致气道上皮细胞的破坏,引起细菌入侵,造成的继发细菌感染。

(三)空气污染

空气中二氧化氮、二氧化硫、氯气和臭氧对气道黏膜上皮均有刺激与细胞毒作用,尤其是颗粒性空气污染。粉尘是 COPD 的独立危险因素,长期吸入粉尘会在患者肺部不断沉积,损伤人体呼吸道上皮纤毛,导致上皮纤毛缩短。近年来,我国 COPD 的发病率和住院率呈上升态势,越来越多的证据表明,暴露于室外空气污染与 COPD 的发病率相关,然而目前研究尚未得出一致结论证明室外空气污染与 COPD 的定量关系和致病机制,因此需要更多、更深入的研究。

(四)机体自身体质因素

老幼体弱、免疫功能低下或有慢性呼吸道疾病(如鼻窦炎、扁桃体炎)者更易发病。遗传因素可能会影响发育过程中的肺功能水平,也会影响吸烟和其他环境因素造成的肺功能的下降速度。

(五)其他

其他病因,如吸入过敏性物质、吸入寒冷空气等,都可以引起 COPD 的急性加重。许多 COPD 患者与哮喘患者都存在气道高反应性,主要是由于各种外源性刺激物(如乙酰胆碱和组胺)所引起的支气管收缩反应趋势增加。荷兰假说认为,两者在气道反应性、气流阻塞及肺部症状存在大量的重叠,是由环境和遗传因素互相作用下某种疾病的不同变异造成的不同病理状态。然而英国假说认为,哮喘和 COPD 是两种不同的疾病。荷兰假说和英国假说孰对孰错,至今尚无定论。

二、病理生理变化

由小气道阻塞和肺气肿共同导致的气流受限是 COPD 最主要的病理生理改变。肺气肿的发病机制主要包括四个相互联系的事件:①香烟烟雾长期暴露,导致肺组织终末气腔炎症细胞浸润;②炎症细胞释放具有弹力溶解活性的蛋白酶;③氧化应激导致结构细胞死亡,基质细胞之间的附着丧失;④弹力蛋白及其他细胞外基质成分的无效修复引起气腔扩大,发生肺气肿。COPD 最典型的表现是用力呼气时气流速的持续下降,同时会出现残气容积和残气容积/肺总量的增加、通气不均匀和通气血流比例失调。

(一)气流阻塞

气流受限,也称气流阻塞。一般在进行肺活量测定时,测试者在最大吸气后做用力呼气的动作。当存在气流受限时,患者 FEV_1/FVC 值呈慢性下降。

(二)过度充气

肺功能检查中同时常规评估肺总量。气体陷闭(残气容积增加,残气容积/肺总量值增加)和过度充气(肺总量增加)是 COPD 晚期的常见表现。潮式呼吸时,过度充气增加肺弹性回缩压力,气道腔扩大,造成气道阻力减小。

(三)气体交换

通气不均匀和通气血流比例失调是 COPD 的特征之一。通气血流比例失调是指由于肺顺应性和气道阻力存在不均匀,造成多个实质间隔有不同的通气速率,是 COPD 发生氧分压下降的主要原因。

三、临床表现

(一)症状

COPD 起病缓慢,病程较长,早期常无自觉症状。主要症状如下。

(1)慢性咳嗽:随着病程发展可终身不愈,常常晨间咳嗽明显,夜间阵发性咳嗽或排痰。

(2)咳痰:一般为白色黏液或浆液泡沫性质,偶可带血丝,清晨排痰较多。急性发作期痰量增多,可有脓性痰。

(3)气短或呼吸困难:早期在较剧烈活动时出现,后逐渐加重,发展到最后在日常生活甚至休息时也会感到气短,使得患者从事职业或非职业活动的能力下降,此为 COPD 标志性症状,称为进行性加重的劳力性呼吸困难。其特点为呼吸费力、紧迫感、喘息,体力活动可诱发,最终导致低氧血症,需要吸氧改善症状。

(4)喘息和胸闷:重度患者或急性期可出现。

(5)其他:晚期患者有体重下降、食欲减退、外周肌肉萎缩和功能障碍、精神抑郁和焦虑等。

（二）体征

早期 COPD 患者体格检查正常，病情严重时可出现以下情况。

（1）视诊：桶状胸表现为胸廓前后径增大，肋间隙增宽，剑突下胸骨下角增宽。部分患者呼吸变浅，频率增快，严重者可有缩唇呼吸等。低氧血症者可出现黏膜及皮肤发绀，右心衰竭者有下肢水肿、肝脏增大等。严重气流阻塞者可出现辅助呼吸肌参与呼吸的现象，如保持特殊姿势的坐位可使胸锁乳突肌、斜方肌及肋间肌易于活动。患者还会逐渐出现口唇及甲床发绀。

（2）触诊：双侧语颤减弱。

（3）叩诊：肺部过清音，心音界缩小，肺下界和肝浊音下降。

（4）听诊：两肺呼吸音减弱，呼气期延长，部分患者可闻及湿啰音和/或干啰音。

四、实验室检查

（一）肺功能检查

该检查是判断持续气流受限的主要客观标准。吸入支气管扩张剂后，$FEV_1/FVC < 70\%$ 可确定为持续气流受限，也是反映 COPD 严重程度的 GOLD 分级（见表 6-1）划分的根据。

表 6-1　COPD 气流受限严重程度的肺功能分级（基于支气管扩张剂后 FEV_1 值）

肺功能分级	患者肺功能 FEV_1 占预计值的百分比（$FEV_1\%$ pred）
GOLD 1：轻度	≥80%
GOLD 2：中度	50%~79%
GOLD 3：重度	30%~49%
GOLD 4：极重度	<30%

（二）动脉血气分析

测定 $PaCO_2$、PaO_2 和 pH 值可以了解肺泡通气程度及体内酸碱平衡情况，鉴别有无发生低氧血症。根据 $PaCO_2$ 是否大于 45mmHg，可将呼吸衰竭分为急性呼吸衰竭和慢性呼吸衰竭。急性呼吸衰竭状态下，$PaCO_2$ 每改变 10mmHg，pH 值会改变 0.08；慢性呼吸衰竭状态下，$PaCO_2$ 每改变 10mmHg，pH 值会改变 0.03。因此通过动脉血 pH 值的改变,可对呼吸衰竭进行分类。动脉血气分析是评价患者出现急性加重症状的一个重要指标。

(三)影像学检查

影像学检查有助于对 COPD 患者进行分类。肺气肿可表现为肺大疱、肺实质减少及肺野透亮度增加。肺容量增加、膈肌变平提示过度通气,但并不提示慢性改变。CT 扫描是目前能确诊肺气肿的检查,对预估肺大疱切除或外科减容手术等效果有一定价值。

(四)其他

血细胞比容增加提示存在慢性缺氧,也是右心室肥大的表现。COPD 合并细菌感染时,外周血白细胞计数增高,核左移。

五、治疗

(一)稳定期的治疗

1. 戒烟

COPD 的防治,从来都不早,从来也不晚。戒烟是 COPD 治疗的重要手段,也是有效手段。戒烟后 COPD 患者气道重构存在一定的可逆性,气道及全身的炎症可减轻,肺功能下降速度减慢,同时对药物的敏感性增加,无论是对稳定期还是急性加重期的患者均有较大益处。

2. 药物治疗

(1)支气管扩张剂:可用来改善 COPD 患者的症状,吸入剂为首选。①抗胆碱能药适用于有症状的 COPD 患者,异丙托溴铵、噻托溴铵可改善症状、减少急性加重。②β_2 受体激动药能改善患者症状,主要的不良反应为震颤和心动过速。长效吸入性 β_2 受体激动药有沙美特罗等。③茶碱类药,茶碱可改善中重度 COPD 患者的呼气流量、肺活量、动脉血氧和二氧化碳的水平。常见的不良反应有恶心、心动过速、震颤等。

(2)肾上腺皮质激素及复合剂:使用吸入型糖皮质激素会增加口腔念珠菌感染的概率,并导致骨密度下降。不推荐对 COPD 患者使用口服激素治疗,长期服用激素会出现明显副作用,如骨质疏松、体重增加、白内障、糖耐量降低、感染风险增加等。

(3)免疫调节剂:COPD 在稳定期可适当应用一些增强免疫功能的药物,如核酪注射液、胸腺肽注射液,可能有一定的作用。近年来研究发现,细胞因子介导的气道炎症是

COPD 的重要发病机制之一。COPD 患者细支气管、肺泡的巨噬细胞和 CD8$^+$T 细胞 IL-18 蛋白强表达，血清 IL-18 蛋白水平在吸烟者重度和极重度 COPD 中比非吸烟者中明显增加，并且和肺功能第 1 秒用力呼气容积占预计值百分比（FEV$_1$% pred）呈负相关。

（4）中药：肺肾气虚血瘀是贯穿于疾病稳定期的基本病理机制，故中医治疗原则宜采用益气固表、活血化瘀、补肾防喘，通过提高机体免疫调节功能、改善血流动力学和流变学紊乱、防止气道结构重构及延缓肾上腺皮质功能减退等机制以达到阻止病情发展和预防疾病反复发作、改善和提高生活质量等目的。常用药物有人参、黄芪、党参、白术、茯苓、生地黄、熟地黄、枸杞子、当归、丹参、附子、锁阳、淫羊藿、菟丝子、补骨脂、巴戟天、麦冬、沙参、五味子等。

3. 坚持长期家庭氧疗

长期家庭氧疗（LTOT）的指征：①PaO$_2$≤7.3kPa（55mmHg）或 SaO$_2$≤88%，伴或不伴有高碳酸血症。②PaO$_2$在 7.3 ~ 8.0kPa（55 ~ 60mmHg）或 SaO$_2$≤88%，合并有肺动脉高压、充血性心力衰竭的外周水肿或者红细胞增多症（血细胞比容 >55%）。方法是氧流量为 1 ~ 2L/min，吸氧时间要每天多于 15 小时。氧气湿化液每日更换，吸氧管每周更换 1 或 2 次。并注意做好四防，即防火、防油、防热、防震，为保证用氧安全，推荐使用家庭制氧机。

4. 无创通气

无创通气更多用于极重度 COPD 稳定期患者。

5. 外科手术

（1）肺减容手术（LVRS）：20 世纪 50 年代，学术界首次通过外科手术减少肺气肿患者的肺容量取得了一些进步；20 世纪 90 年代学术界再次提出，手术可通过传统开胸或胸腔镜下引导的方式来进行。以下患者不宜采用手术治疗：有严重胸膜病变者、肺动脉收缩压 >45mmHg 者、充血性心力衰竭及其他严重合并症者。国际肺气肿治疗试验显示，LVRS 能改善一部分肺气肿患者的死亡率和症状。肺气肿的解剖分布和治疗后的运动耐量是重要的预后因素。以上叶为主的肺气肿及治疗后低活动量的患者预后好。

（2）肺移植：当前推荐的肺移植适应证为年龄 <65 岁，最大药物剂量治疗后效果不佳，无肝、肾、心脏等器官的合并症。与 LVRS 不同，肺气肿的解剖分布及肺动脉高压并非肺移植的禁忌证。

6. 康复治疗

康复治疗可帮助患者改善活动能力、提高生活质量，是稳定期患者的重要治疗手段。

肺康复疗法可改善 COPD 患者的生活质量、呼吸困难及运动耐力,而且可减少 6～12 个月的住院率。

(二)急性加重期的治疗

1. 药物治疗

(1)支气管扩张药:减轻气道痉挛、缓解气道阻力是支气管扩张剂治疗急性加重期 COPD 的主要目的。短效吸入性 β 受体激动剂应尽早使用,如果症状缓解不明显,或者是重度急性加重时,应联合应用吸入性抗胆碱能药物(如异丙托溴胺),并根据急性加重的严重程度决定用药频率。初治患者多使用喷雾剂,使用方便。使用后应注意监测血药浓度,以减少药物毒性。

(2)抗生素:应根据药物敏感性及患者的临床症状来选择抗生素。至今大部分学者认同对于其分型中的 Ⅰ 型,抗生素治疗有明确指征;Ⅱ 型如既往应用抗生素有效,可考虑使用;Ⅲ 型则没有必要应用抗生素治疗。患者不按规定疗程服用抗菌药物治疗细菌性急性加重,也是产生耐药的重要原因,因为一旦症状稍有好转即停止用药,使得治疗不彻底,就会造成细菌的耐药。

(3)糖皮质激素:能减少住院患者的住院时间,促进恢复,降低疾病加重发生的频率。《慢性阻塞性肺疾病防治全球倡议解读(GOLD)》推荐每天使用口服泼尼松 30～40mg 或等量激素治疗 10～14 天。糖皮质激素治疗中最常见的不良反应是血糖升高,尤其是既往有糖尿病病史的患者。

(4)中药治疗:由于急性加重期患者有气道炎症、气道黏液高分泌和气道高反应的病理生理特点,往往出现热、痰、喘的临床表现和舌象、脉象,因此中医治疗宜采用清热解毒、化痰止咳、降气平喘的原则。

2. 氧疗

氧疗的目的是维持必要的氧合($PaO_2 > 60mmHg$,$SaO_2 > 90\%$),但不可引起呼吸抑制,防止造成严重高碳酸血症。给氧浓度最好控制在 24%～28%,氧流量为 1～2L/min。

3. 机械通气

(1)无创正压通气(non-invasive positive pressure ventilation,NPPV)治疗:适用于出现中至重度的呼吸困难、pH < 7.35(或 $PaCO_2 > 45mmHg$)、呼吸频率≥25 次/分的患者,可明显降低死亡率、减少气管插管的需要、减少并发症的治疗及住院天数。NPPV 使用的禁忌证为血流动力学不稳定、意识障碍、无法配合导致无法佩戴面罩的患者。

（2）有创机械通气：适用于经初始治疗后患者病情未改善甚至加重的情况。机械通气的目的是纠正存在的严重呼吸窘迫、危及生命的低氧血症、严重高碳酸血症或酸中毒、明显的意识障碍、呼吸停止、血流动力学不稳定及其他合并症。

（三）COPD 的护理

1. 病情观察

（1）观察患者咳嗽咳痰的性质和量、呼吸困难的程度。

（2）监测动脉血气分析和水、电解质、酸碱平衡状况。

（3）肺性脑病的观察：除监测生命体征外，应重点观察患者的神志，如出现昼睡夜醒、精神错乱、狂躁、表情淡漠、神志恍惚等表现时应立即通知医生并积极处理。

改良英国医学研究学会呼吸困难指数量表（breathlessness measurement using the modified British Medical Research Council, mMRC）见表 6 - 2。请在与自己情况相符处打"√"（只能选择 1 项）。

表 6 - 2　改良英国医学研究学会呼吸困难指数量表

mMRC 分级	呼吸困难的表现	选项
0 级	我仅在用力运动时出现呼吸困难	
1 级	我在平地快步行走或步行爬小坡时出现气短	
2 级	由于气短，我平地行走时比同龄人慢或者需要停下来休息	
3 级	我在平地行走 100m 左右或几分钟后需要停下来喘气	
4 级	我因严重呼吸困难以至于不能离家，或在穿、脱衣服时出现呼吸困难	

2. 用药护理

遵医嘱应用抗炎、止咳、祛痰、平喘等药物，观察药物的疗效和不良反应。

3. 氧疗护理

给予持续低流量、低浓度氧气吸入，并向患者讲解吸氧的目的、方法及注意事项，使患者能够长期坚持氧疗。氧疗有效的指标：呼吸困难轻，呼吸频率减慢，发绀减轻，心率减慢，活动耐力增加等。

4. 呼吸功能锻炼

呼吸功能锻炼的目的是加强呼吸肌肌力和耐力，改善呼吸功能。

（1）腹式呼吸：指导患者取立位、坐位或平卧位，两膝半屈（或膝下垫一软枕），使腹肌放松。两手掌分别放于前胸部与上腹部,用鼻缓慢吸气时,膈肌最大限度下降,腹肌松弛,自感腹部手掌向上抬起,胸部手掌原位不动,抑制胸廓运动;呼气时,腹肌收缩,腹部手掌下降,帮助膈肌松弛,膈肌随胸腔内压增加而上抬,增加呼气量。同时,可配合缩唇式呼气法。

(2)缩唇呼吸:指导患者呼气时腹部内陷,胸部前倾,将口唇缩小(呈口哨样),尽量将气呼出,以延长呼气时间,同时口腔压力增加,传至末梢气道,避免小气道过早陷闭,提高肺泡有效通气量。吸气与呼气时间比为 1∶2 或 1∶3,尽量深吸慢呼,每分钟 7 或 8 次,每次10～20 分钟,每天训练 2 或 3 次。

(3)呼吸操:全身性呼吸操是在腹式呼吸练习的基础上进行的,即腹式呼吸和扩胸、弯腰、下蹲等动作结合在一起,起到进一步改善肺功能、增强体力的作用。

5. 环境和体位

保持室内环境安静、舒适,保持合适的温、湿度,以温度 22～24℃、湿度 50%～60% 为宜。冬季注意保暖,避免直接吸入冷空气。帮助呼吸困难患者取舒适体位,如半坐位或坐位。指导患者戒烟,室内勿摆放鲜花等可能引起过敏的物品,以避免烟尘、花粉及刺激性气体的吸入。

6. 皮肤护理

由于活动受限、长期卧床以及右心衰竭、体液过多,患者容易发生压疮,因此应加强观察及翻身。

7. 体育锻炼

根据病情制订有效的锻炼计划。锻炼方式多种多样,如散步、练太极拳、骑自行车、做体操等,朗读、唱歌也是一种轻松简单的锻炼。病情较重者,鼓励其进行床上活动。锻炼量以不感到疲劳为宜。

8. 科学合理的膳食安排

因消化液分泌减少、胃肠道淤血、胃肠蠕动减慢,患者食欲下降,需要少食多餐。应根据患者的喜好,选择高热量、高蛋白、高维生素和易消化的食物,避免摄入过多碳水化合物及易产气食物,同时忌辛辣、肥腻、过甜、过咸及煎炸食品,适当多吃一些富含纤维素的蔬菜及水果,保持大便通畅,避免便秘。汗出较多者,可多饮淡盐水,进食含钾丰富的食物,如橘子、香蕉等。

9. 心理护理

本病反复发作,病程长,患者精神负担较重,常易出现焦虑、抑郁等情绪。应多与患者沟通交流,增强患者战胜疾病的信心,发动家庭支持系统,多方面努力,以减轻患者的焦虑、恐惧,配合治疗。中医学认为"思伤脾""忧伤肺",故护士需多与患者交流,了解其心理状况,及时给予心理疏导,消除患者的紧张、恐惧,避免忧思恼怒,保持情志畅达。

10. 中医调护

1)对症施护

(1)咳嗽、咳痰:①耳穴贴压(耳穴埋豆),取肺、神门、气管、皮质下等穴位。②三伏天时行穴位敷贴疗法,取肺俞、定喘、天突、膏肓等穴位。③拔火罐,取肺俞、定喘、膏肓、肾俞、脾俞等穴位。④当患者出现咳嗽、咳黄痰、咳痰不爽、喘息气紧等症状时,可采用中药贴片(如清肺化痰降气方),取双肺俞、大椎穴或双肩胛下区及病变部位,进行超声电导靶位透药治疗,每日1或2次。

(2)喘息气短:①耳穴贴压(耳穴埋豆),取交感、心、胸、肺、皮质下等穴位。②穴位按摩,取列缺、内关、气海、足三里等穴位。③穴位敷贴,取大椎、定喘、肺俞、脾俞、天突等。④艾灸疗法,取大椎、肺俞、命门、足三里、三阴交等穴位。⑤穴位经皮神经电刺激,取定喘、列缺等穴位。

(3)发热:感受外邪引起的发热,可使用刮痧疗法,取大椎、风池、肺俞、脾俞等穴位。

(4)腹胀纳呆:①当合并腹胀、便秘等时,根据肺与大肠相表里的理论,可采用中药胃肠宁贴片,于结肠体表投射部位进行超声电导靶位透药治疗,刺激肠蠕动,解除便秘,减轻腹胀。②耳穴贴压(耳穴埋豆),取脾、胃、三焦、胰、胆等穴位。③穴位按摩,取足三里、中脘、内关等穴位。④穴位敷贴,取中脘、气海、关元、神阙等穴位。⑤艾灸,取中脘、足三里等穴位。

2)中医特色治疗的护理

(1)穴位敷贴的操作要点:评估皮肤情况;药膏涂抹均匀;出现过敏立即停用,采取相应措施;使用期间注意饮食,忌口味重、辛辣等的食物,以及牛肉、羊肉。

(2)耳穴贴压(耳穴埋豆)的操作要点:评估患者耳部皮肤及对疼痛耐受力情况;力度应适度、均匀,准确探寻穴区内敏感点;指导患者正确按压以及观察局部皮肤情况。

以上两种方法在女性妊娠期均禁用。

(3)穴位按摩的操作要点:评估患者皮肤情况及对疼痛的耐受力;按摩时力道适度、均匀,注意保护患者隐私及保暖,避免受凉;操作过程中注意患者的反应,如有不适,立即停止;每个穴位按摩3~5分钟;女性患者月经期或妊娠期禁用。

（4）艾灸的操作要点：艾灸有不同方式，如艾炷灸、艾条灸、艾盒灸等，选择适宜的艾灸方式；评估皮肤情况，对艾灸气味的接受程度，禁止在颜面部、大血管部位、孕妇腹部及腰骶部施灸；保持室内温度适宜，空气流通；注意保护隐私；施灸顺序宜先上后下，先灸头顶、胸背，后灸腹部、四肢；施灸过程中以及施灸后均需观察局部皮肤情况，皮肤出现微红灼热属于正常现象；出现小水疱无须处理，可自行吸收，水疱较大时应及时妥善处理。

（5）拔罐的操作要点：评估患者对疼痛的耐受程度及拔罐部位皮肤情况，避开禁忌部位（如皮肤溃疡、水肿、毛发较多及大血管处），凝血机制障碍及高热抽搐者忌拔罐；女性妊娠期腰骶部禁拔罐；不同部位应选择合适的罐具，并检查罐口是否完整；拔罐时动作要稳、准、快，注意皮肤颜色；多罐使用时，注意排列顺序及合适的间距；拔完后出现红晕、发绀（瘀血）或小水疱为正常现象，一般可自行消退，不必处理；但若水疱较大，在消毒局部皮肤后，可用注射器吸出液体，覆盖消毒敷料。

（6）刮痧的操作要点：评估患者皮肤和体质情况，消瘦者慎用，局部皮肤炎症、破溃、水疱、瘀斑、瘢痕、有出血倾向等情况者，女性月经期或妊娠期禁用；餐后 1～2 小时后宜刮痧；刮痧过程中出现晕痧情况（表现为头晕、恶心，甚至晕厥等）时，应立即停止，迅速让患者平卧，饮一杯糖盐水，上报医生；刮痧后注意局部保暖，多喝热水，3 小时内避免洗浴。

（7）超声电导靶位透药治疗的操作要点：治疗前，需询问并检查皮肤情况；皮肤损伤者，装有心脏起搏器、人工支架、人工瓣膜者，以及严重心力衰竭、呼吸衰竭的患者禁用；孕妇和新生儿慎用；治疗期间和治疗后 3 天内不可用香皂等清洗和搓揉治疗部位。

（8）穴位经皮神经电刺激疗法的操作要点：评估治疗部位皮肤情况，将电极片贴于穴位处；根据患者情况逐渐将其增大到耐受的最高程度；每天 1 次，每次治疗时间约 45 分钟；治疗期间注意避免灼伤；治疗后 12 小时内，治疗部位应避免揉搓。

3）中药用药护理

（1）内服汤剂：①服药时间，一般情况下，每剂药分 2 或 3 次服用，解表药、清热药宜饭后 1 小时服用，服用解表药应避风寒、增衣被或辅之热粥以助汗出；补益药宜空腹服。②服药温度，一般宜采用温服法，热痰证中药汤剂宜凉服，寒痰证中药汤剂宜温热服。③服药剂量，成人一般每次服用 200mL，心衰及限制入量的患者每次宜服 100mL，老年人、儿童应遵医嘱服用。④中、西药之间间隔 30 分钟左右，服药期间忌生冷、油腻、辛辣食物及海腥发物等。⑤止咳糖浆类药物对呼吸道起保护作用，服用时不要用水稀释，喝完糖浆后 5 分钟内最好不要喝水。同时服用多种药物，应最后服用止咳糖浆类药物。

（2）中药注射剂：①部分中药注射剂在临床使用中可发生过敏反应，如丹参注射液、生脉注射液、参麦注射液等，故用药前需仔细询问患者药物过敏史。用药过程中须密切观察用药反应,发生过敏反应时须及时处理。②按照药品说明书推荐的调配要求、给药速度予以注射。③中药注射剂应单独使用,严禁混合配伍,并现配制及给药现用。④中、西药注射剂联用时,应将中、西药分开使用。⑤有条件者可使用一次性精密输液器输注中药制剂,之后输注生理盐水,然后再注射西药制剂。⑥使用活血化瘀药(如血栓通、血塞通、红花等)注射液输注时,注意有无出血倾向。

(3)外用中药:①使用前注意评估皮肤状况,有无皮疹、破损等。②使用前需询问患者药物过敏史,过敏体质者慎用。③注意观察用药后的反应,如出现灼热、发红、瘙痒、刺痛等局部表现时,应及时报告医生,协助处理出现的头晕、恶心、心慌、气促等症状,立即停止用药,采取必要的处理措施。

第二节　患者的管理

一、COPD 的预防原则和方法

坚持一般人群、高危人群和患者相结合的"三级预防"策略,对于减缓患者肺功能下降、降低死亡率、提高生活质量等具有重要意义。

(一)戒烟

戒烟是预防 COPD 的主要措施,应采取多途径、多形式的健康教育措施劝导患者戒烟,必要时可进行药物及心理治疗。

(二)避免或减少有害粉尘、烟雾或气体的吸入

COPD 高危人群与患者应避免暴露于典型的环境危险因素中,如控制吸烟和减少职业粉尘接触,改良居住环境,加强空气污染治理。

(三)呼吸功能锻炼

指导患者进行循序渐进的呼吸功能锻炼,以利于肺功能的恢复,同时加强体育锻炼,提高机体免疫能力。

(四)改善营养状态

摄入维生素 E、蔬菜、水果,改善机体内环境,增强防御能力,减缓疾病进展的速度。

（五）避免诱发因素

避免受凉、感冒及劳累等。

（六）合理氧疗

根据患者病情、临床表现以及血气分析合理用氧,COPD 患者予以低流量吸氧(1 ~ 2L/min)。

（七）注射免疫调节剂及疫苗

每年接种流感疫苗 1 或 2 次,每年 9、10 月是最佳接种时机;肺炎疫苗为 23 价肺炎球菌多糖疫苗,每 3 ~ 5 年注射一次,肺炎疫苗和流感疫苗联合使用可增加免疫效果;同时可遵医嘱皮下注射日达仙、迈普新,口服泛福舒等免疫调节剂。

二、COPD 患者的评估

（一）初诊评估

全面收集信息,为患者建立个人疾病档案,建立全面相应的全程管理方案。

1. 基本情况

收集患者个人信息、健康与疾病史、家族史、吸烟及有害气体接触史、营养状况、心理状况、社会与家庭支持功能。

2. 疾病严重程度

采用呼吸症状和急性加重史对患者进行 ABCD 分组,以评估病情严重程度。评估是否有急性加重的症状和程度(主要症状:呼吸困难加重,包括咳脓痰和痰量的增加,伴咳嗽和喘息加重),COPD 急性加重的住院指征。

（二）稳定期评估及管理目标

1. 评估

定期全面评估,及时调整管理方案,实施个性化的管理措施,主要从自我管理能力、活动能力、症状程度、合并症、肺功能、营养状况几个方面进行评估(表 6 - 3)。

表 6 - 3　COPD 患者自我评估测试问卷

测试题	分数
我从不咳嗽——0、1、2、3、4、5——我一直在咳嗽	
我一点痰也没有——0、1、2、3、4、5——我有很多很多痰	
我一点也没有胸闷的感觉——0、1、2、3、4、5——我有很严重的胸闷	
当我爬坡或上一层楼梯时,我没有气喘的感觉——0、1、2、3、4、5——当我爬坡或上一层楼梯时,我感觉喘不过气	
我在家里能做任何事情——0、1、2、3、4、5——我在家里做任何活动都很受影响	
尽管我有肺部疾病,但我对外出很有信心——0、1、2、3、4、5——我有肺部疾病,故我对外出一点信心都没有	
我的睡眠非常好——0、1、2、3、4、5——我有肺部疾病,我的睡眠相当差	
我精力旺盛——0、1、2、3、4、5——我一点精力都没有	
总分	

注:数字 0~5 表示严重程度(0 为从不发生,1 为极少发生,2 为很少发生,3 为有时候发生,4 为很多时候发生,5 为所有时间均发生),请患者标记最能反映其当前情况的选项(数字),每个问题只能标记 1 个选项。

2. 管理目标

(1)减轻当前症状:缓解症状,改善运动耐量及健康状况。

(2)降低未来风险:防止疾病进展,防止和治疗急性加重及减少病死率。

(三)急性加重期评估及管理目标

通过评估提供正确的治疗护理措施,避免和消除诱因,促进疾病康复,主要从疾病严重程度、对生活质量影响、营养状况等方面进行评估。管理目标是使急性加重期的影响降至最小,预防再次急性加重的发生。

三、COPD 患者管理效果的评价指标

(一)COPD 患者病情评估

(1)症状评估:采用改良版英国医学研究学会呼吸困难指数量表(表 6 - 2)对呼吸困

难严重程度进行评估,或采用 COPD 患者自我评估测试问卷(CAT)进行评估(表6-3)。

(2)肺功能评估:应用气流受限的程度进行肺功能评估。

(3)急性加重风险评估:评估每年有 2 次及以上的急性加重史者,或上一年因急性加重住院 1 次,预示以后频繁发生急性加重的风险大。

(4)COPD 的 ABCD 综合评估:采用 mMRC 分级或 CAT 评分作为综合症状评估、应用气流受限程度的肺功能分级及根据患者急性加重的病史进行急性加重风险的判断,综合评估分为 A、B、C、D 四个组,目的是改善 COPD 的疾病管理。

(5)实验室指标:动脉血气分析、生化指标、C 反应蛋白、降钙素和血常规等。

(二)自我管理能力评价

1.COPD 疾病知识掌握评价

对长期家庭氧疗的时机和方法、家庭雾化治疗、无创机械通气使用和维护等进行再次评估。通过问答评价患者对 COPD 知识的掌握程度,包括认识急性加重时的症状、采取的措施以及何时(或如何)寻求医疗服务、并发症管理等相关知识。

2.用药治疗依从性评价

依从性也称顺从性、顺应性,是指患者按医生规定进行治疗、与医嘱一致的行为,习惯称"合作";反之则称为非依从性。依从性可分为完全依从、部分依从(超过或不足剂量用药、增加或减少用药次数等)和完全不依从三类。

评价患者对长期规范化治疗方案的理解程度。坚持长期、规律、正确按照医嘱使用药物,不随意改变治疗计划,定期复诊,停药、换药、增减药等均在医生指导下进行者为依从性良好,反之为依从性差。

(三)生活质量评价

1.日常生活活动能力评价

采用 Barthel 指数量表,评估患者肺康复训练前后日常生活活动能力状况。

2.活动耐力评价

采用6分钟步行试验(6MWT)(表6-4)评价患者活动能力。

表6-4 6分钟步行试验(6MWT)

圈计数器:			
姓名:	住院号:	日期:	性别:
年龄:	民族:	身高(m):	体重(kg):
血压:	试验前用药(剂量与时间):	试验期间吸氧:否,是 流量(L/min):	氧气类型:
基础值		试验结束值	
时间		时间	
心率		心率	
呼吸困难		呼吸困难	
疲劳		疲劳	
SpO_2(%)		SpO_2(%)	
6分钟内停止或间歇了吗? 否　是(原因:　　　　　　　　　)			
试验结束时其他症状:心绞痛　头晕　髋、腿或腓肠肌痛			
圈数:_____(×60m)+最后不足1圈的_____(m)			
6分钟的总步行距离(m):			
预计距离(m):　　　　　实际占预计值百分比(%):			

3. 营养状况评价

营养状况评价可应用营养风险筛查(nutrition risk screening, NRS 2002)简表(表6-5)进行评价。营养风险筛查是欧洲肠外肠内营养学会(ESPEN)推荐使用的住院患者营养风险筛查方法。

表6-5 营养风险筛查简表

1.疾病有关评分: □0分　□1分　□2分　□3分			
评分1分	营养需要量轻度增加:□髋骨折 □血液透析	□慢性疾病有并发症 □肝硬化	□COPD □一般恶性肿瘤
评分2分	营养需要量中度增加:□腹部大手术 □重度肺炎	□脑卒中 □血液恶性肿瘤	
评分3分	营养需要量重度增加:□颅脑损伤 □大于APACHE 10分的ICU患者	□骨髓移植	

2. 营养状态有关评分(下面 3 项取最高分)：　□ 0 分　　□ 1 分　　□ 2 分　　□ 3 分
(1) 人体测量:□ 0 分　　□ 1 分　　□ 2 分　　□ 3 分 　　身　　高 _____ (m,精度到 0.5cm)(免鞋) 　　实际体重 _____ (kg,精度到 0.5kg)(空腹,病房衣服,免鞋) 　　BMI _____ kg/m² (≤18.5,3 分) 　　注意:因严重胸水、腹水、水肿等得不到准确的 BMI 值时用白蛋白来替代(ESPEN 2006) 　　白蛋白 _____ g/L(≤30g/L,3 分)
(2) 近期(1 ~ 3 个月)体重是否下降? (□ 是　　□ 否) 　　若是,体重下降 _____ (kg) 　　体重下降 ≥5% ,是在□ 3 个月内(1 分)　　□ 2 个月内(2 分)　　□ 1 个月内(3 分)
(3) 1 周内进食量是否减少? (□ 是　　□ 否) 　　如果是,较之前减少□ 25% ~ 50% (1 分)　　□ 50% ~ 75% (2 分)　　□ 75% ~ 100% (3 分)
3. 年龄评分:□ 0 分　　□ 1 分
≥70 岁为 1 分,否则为 0 分

注:营养风险总评分 = 疾病有关评分 + 营养状态有关评分 + 年龄评分。总分 ≥3 分,提示患者存在营养风险,应立即开始营养支持;总分 ≤3 分,应每周用此法复查其营养风险。

4. 心理评价指标

　　心理评价指标可使用相关量表进行评估,如医院焦虑抑郁量表(hospital anxiety and depression scale,HADS)。请阅读表 6 - 6 中的各个项目,圈出其中最符合患者过去一个月的情绪评分。请不要做过多考虑,即刻做出的回答往往更符合实际情况。

表 6 - 6　医院焦虑抑郁量表(HADS)

1. 我感到紧张(或痛苦)(A)
根本没有(0 分)　　　　有时候(1 分)　　　　大多时候(2 分)　　　　几乎所有时候(3 分)
2. 我对以往感兴趣的事情还是有兴趣(D) 肯定一样有(0 分)　　　　　　　　不像以前那样多(1 分) 只有一点(2 分)　　　　　　　　　基本上没有(3 分)
3. 我感到有点害怕,好像预感到什么可怕的事要发生(A) 根本没有(0 分)　　　　　　　　　有一点,但并不使我苦恼(1 分) 是有,不太严重(2 分)　　　　　　　非常肯定和十分严重(3 分)

4.我能够哈哈大笑,并看到事物好的一面(D)	
我经常这样(0分)	现在已经不太这样了(1分)
现在肯定是不太多了(2分)	根本没有(3分)
5.我的心中充满烦恼(A)	
偶然如此(0分)	时时,但并不轻松(1分)
时常如此(2分)	大多数时间(3分)
6.我感到愉快(D)	
大多数时间(0分)	有时(1分)
并不经常(2分)	根本没有(3分)
7.我能够安闲而轻松地坐着(A)	
肯定(0分)　　经常(1分)	并不经常(2分)　　根本没有(3分)
8.我对自己的仪容失去兴趣(D)	
我仍然像以往一样关心(0分)	我可能不是非常关心(1分)
并不像我应该做的那样关心(2分)	肯定(3分)
9.我有点坐立不安,好像感到非要活动不可(A)	
根本没有(0分)	并不很少(1分)
是不少(2分)	确实非常多(3分)
10.我对一切都是乐观地向前看(D)	
差不多是这样做(0分)	并不完全是这样做的(1分)
很少这样做(2分)	几乎从不这样做(3分)
11.我突然发现有恐慌感(A)	
根本没有(0分)	并非经常(1分)
非常肯定,十分严重(2分)	确实很经常(3分)
12.我好像感到情绪在渐渐低落(D)	
根本没有(0分)　　有时(1分)	很经常(2分)　　几乎所有时间(3分)
13.我感到有点害怕,好像某个内脏器官变化了(A)	
根本没有(0分)	有时(1分)
很经常(2分)	非常经常(3分)
14.我能欣赏一本好书或意向好的广播、电视节目(D)	
常常如此(0分)　　有时(1分)	并非经常(2分)　　很少(3分)

　　评分标准:表 6 - 6 包括焦虑和抑郁 2 个亚量表,分别针对焦虑(A)和抑郁(D)问题各 7 题。焦虑和抑郁亚量表的分值区分:0~7 分属无症状;8~10 分属可疑存在;11~21 分属肯定存在。评分时,以 8 分为起点,即包括可疑及有症状者均为阳性。

四、管理流程

(一)患者信息管理

应准确详细地收集患者信息,制订治疗方案。医院和社区应设立 1 或 2 名专职人员负责,如无条件则需由指定兼职护士负责,便于在不同阶段进行对比,同时保护好患者的隐私。

(二)患者教育

1.教育实施者

对经过相关专业培训的通过人员实施教育,要求其具有护士资质,具备良好沟通能力,并能不断学习新知识,参加新培训。

2.教育方式多元化

通过发放小册子、播放多媒体视频、一对一健康宣教、微信公众号定时推送、电话随访、上门随访等进行教育,还可以举办交流会,互相学习经验,调动患者积极参与。

3.教育内容

(1)COPD 的发病机制、危害。

(2)认识戒烟的重要性,科学规范地指导戒烟。

(3)反复强化患者正确使用吸入装置并提高规律用药的依从性。

(4)与患者共同制订实施个性化肺康复计划。

(5)氧疗与呼吸机治疗的指征及实施方法。

(6)提高 COPD 患者自我调节能力,改善心理、睡眠、情绪状态的措施。

(三)患者随访

1.随访时机

(1)住院患者通常应在出院后第 2~4 周内至医院随访,第 12~16 周复查肺功能,以后每隔 3~6 个月随访 1 次。

(2)门诊患者首诊后应分别于第 1 个月和第 2 个月后随访,以后每隔 3~6 个月随访 1 次。

(3)COPD 患者应每 6~12 个月复查 1 次肺功能;病情加重时应随时复诊。

2. 随访形式

随访通常采用电话随访、上门随访以及去医院复诊等形式,也可以采用新互联网技术(包括网络、微信、APP 等多种方式)进行随访,医院、社区有条件者可以定期上门访视。

3. 随访内容

通过多种形式的随访,可以了解患者对疾病的认识程度;评估症状控制情况,如咳嗽,咳痰,痰液的颜色、性质和量等;坚持氧疗及运动情况;是否能够掌握正确的吸入药物技术;治疗的依从性;其他药物使用情况,确定危险因素避免情况;制订复诊计划。

五、管理方案

(一)门诊患者管理

1. 信息管理

信息管理是为 COPD 门诊患者建立电子信息档案,包括性别、年龄、经济状况、文化程度、体重指数、吸烟指数(支/年)、戒烟时长(年)等一般情况;记录患者发病的时间、病程、治疗情况、自觉症状、并发症等疾病状况和肺功能及相关检验、检查结果。

2. 病情评估

(1)评估病情严重程度,使用 COPD 综合评估工具评估患者疾病症状及控制与改善状况。

(2)评估患者的日常生活能力及活动内容。

(3)急性加重患者必要时遵医嘱行动脉血气分析。

(4)评估记录患者心理状况、自我管理效能、肺康复计划执行情况、教育管理效果。

3. 教育管理

COPD 门诊患者健康教育管理包括以下方面。

(1)提高患者对疾病的认知、治疗的依从性及应对常见问题的能力。

(2)定期检查、反复强化患者正确使用吸入装置。

(3)科学规范的戒烟指导。

(4)制订、实施个性化肺康复计划。

(5)指导家庭氧疗与呼吸机治疗的实施。

(6)改善患者的心理、睡眠、情绪状态等。

4. 心理疏导

采用医院焦虑抑郁量表了解 COPD 门诊患者的情绪状态,给予心理护理,寻求家庭与社会的支持,必要时指导患者到心理专科门诊就诊。

(二)住院患者管理

住院患者主要为 COPD 急性加重的患者。

1. 病情评估

(1)评估疾病的严重程度,使用 mMRC 评估呼吸困难的程度。

(2)密切观察病情变化,如神志变化、发绀、呼吸频率、节律、幅度的改变。

(3)患者的病史,实验室检查,动脉血气分析,肺功能测定。

(4)并发症的观察,观察有无心功能不全及肺性脑病的表现。

2. 症状控制

(1)纠正缺氧,改善通气。①控制性氧疗:COPD 患者一般为 Ⅱ 型呼吸衰竭,采用低流量低浓度给氧,流速一般为 1～2L/min,氧疗目标为 SpO_2 达到 88%～92%。常用的给氧方式为鼻导管,对难以纠正的低氧血症患者可给予储氧袋面罩或采用氧浓度可精准调节的经鼻高流量湿化仪给氧,以提供更准确的氧流量及氧浓度。②呼吸支持技术:包括无创和有创机械通气。无创机械通气是 COPD 急性加重期急性呼吸衰竭患者首选的呼吸支持方法,当患者无创机械通气治疗效果不佳时更换为有创机械通气。

(2)有效排痰,注意痰液引流,指导有效的咳嗽,协助翻身叩背,对意识障碍、年老体弱无力的咳痰患者,给予经口鼻腔吸痰。可通过雾化吸入治疗加强气道湿化,辅以振动排痰仪或体位引流利于痰液的清除。

(3)药物治疗的监测与管理。①急性感染期用抗生素控制感染,用药期间应注意观察痰液量和性状的变化,关注各项检验指标以确定抗生素的效果。②预防菌群失调或长期应用激素导致的继发感染,关注口腔黏膜情况,有无真菌感染,给予漱口,必要时遵医嘱给予抗真菌的药物治疗。③指导患者掌握吸入制剂的使用方法,评估掌握情况,以确保治疗效果。

(4)提供合理饮食与营养。①保持水、电解质平衡:记录 24 小时出入量,监测血电解质变化,适当补充液体和电解质。②补充营养物质:作为慢性消耗性疾病,COPD 患者应适当增加热量,一般予以高热量、高蛋白、高维生素、易消化的食物。③肠内外联合喂养:经口进食困难者可留置肠内营养管,增加要素饮食;必要时给予静脉高营养以补充不足,改善患者营养状况。

（5）COPD 急性加重期应根据患者病情尽早进行评估和筛选，早期开始肺康复治疗。医务人员可以给予患者被动康复运动，逐渐至患者主动康复锻炼，把握肺康复时机，实施循序渐进的个体化肺康复计划以改善预后，提高患者整体功能，降低再住院率和病死率。

3. 自我管理

开展 COPD 患者自我管理模式，出院前进行系统的教育指导，让患者了解疾病的发生原因及诱发因素、戒烟的重要性、肺康复锻炼的方法、持续氧疗的作用，掌握吸入制剂的正确操作，提供复诊及随访指导，全面提高患者自身疾病意识和自我管理能力，控制COPD 患者病程进展，改善患者的生活质量。

（三）社区患者管理

1. 管理与教育

没有分级管理联合体的医院由专职护士负责进行医院－居家随访管理，有条件者实行社区护士与上级医院进行对接，为患者建立社区疾病档案，负责定期随访，提高患者、家属及陪护对 COPD 的认识及慢性病管理的能力，维持病情稳定，提高生活质量。

2. 随访管理

（1）评估疾病及症状：采用 CAT 或 mMRC 评分评价患者的症状，有无合并症的发生；评估是否有急性加重的表现，如呼吸道症状加重，症状变化程度超过日常变异，以及COPD 急性加重的住院指征。每 12～16 周督促患者到医院进行一次肺功能监测。

（2）提高患者自我管理能力：①危险因素的识别与控制，督促、指导所有的 COPD 患者戒烟，戒烟困难者应用尼古丁依赖监测量表评估患者对尼古丁的依赖程度，必要时建议到戒烟门诊就诊；避免长时间且大量的职业性粉尘和化学烟雾的暴露，大气污染严重及寒冷天气时减少外出，室外注意保暖、戴口罩，预防呼吸道感染。②疾病认识及依从性，帮助患者回顾和理解治疗方案，提高治疗依从性及应对常见问题的能力。指导患者学会识别病情进展及并发症的表现，如有发热、痰液增多、脓痰等现象，可能为病情加重的表现，应及时寻求社区护士的帮助。若有突发胸痛、呼吸困难加重，应警惕肺大疱破裂等严重并发症的发生，应及时到当地医院就诊治疗。③正确使用药物，评估患者气雾剂吸入技术的掌握情况，给予强化训练，评价用药效果。④肺康复计划的实施，采用 6 分钟步行实验测定患者 6 分钟内步行的最大距离，用来评价患者的日常生活能力，记录患者身体活动能力及日常活动内容，制订和实施个性化活动方案，全身锻炼与呼吸功能锻炼相结合,持之以恒地不断修订和强化方案,活动强度以不引起呼吸困难加重为宜,指导患者记录活动时心率、呼吸及自觉症状。

3. 家庭氧疗的管理

指导患者正确实施家庭氧疗,掌握氧疗的指征,根据缺氧程度,选择适宜的氧疗方式及流量,特别注意监测和改善夜间低氧情况,纠正患者氧疗会产生依赖的认知误区,提高长期氧疗的依从性。随访时检查用氧环境的安全,告知吸氧装置清洁消毒的方法,评价氧疗效果。

4. 家庭无创机械通气的管理

对于 COPD 并发高碳酸血症的患者,临床医生一般会推荐其长期使用家庭无创机械通气。随访护士可以上门服务或以电话的方式指导患者及相关人员行呼吸机面罩佩戴、湿化罐使用、呼吸机管道定期更换、面罩消毒的指导。

5. 饮食管理

根据患者营养状态及饮食习惯,指导患者增加高热量、优质蛋白质和富含维生素饮食的摄入。避免摄入高碳水化合物、过多的糖类及易产气的食物,如汽水、啤酒、豆类,以免产生大量二氧化碳,加重通气负担。患者如无心功能不全,每日饮水量应不少于1500mL,以稀释痰液。

6. 心理疏导

采用焦虑抑郁量表评估患者的心理状态,对有焦虑、抑郁的患者,应早期与患者及家属进行沟通,并指导患者寻求精神－心理方面的专业评估和治疗。

第七章　恶性肿瘤患者的管理

第一节　恶性肿瘤的疾病学基础

一、全球癌症流行病学特点

癌症是严重威胁人类生存和社会发展的重大疾病,是 21 世纪全世界最严重的公共卫生问题之一。癌症控制已成为世界各国政府的卫生战略重点。

国际癌症研究机构(IARC)发布的《2018 全球癌症统计报告》指出,2018 年全球新发癌症病例 18078957 例,发病率为 236.9/10 万;癌症死亡病例 9555027 例,死亡率为 125.2/10 万。全球新发病例集中前五位的肿瘤是肺癌、女性乳腺癌、结直肠癌、前列腺癌及胃癌,而死亡病例居前五位的肿瘤是肺癌、结直肠癌、胃癌、肝癌和女性乳腺癌。全球 48.4% 的发病病例和 57.3% 的死亡病例都来自亚洲,一方面是由于亚洲人口多(亚洲人口占世界总人口的 59.5%),另一方面是由于各大洲癌谱不同,亚洲人群患生存率较差的肺癌、肝癌及上消化道癌症较多。

二、我国肿瘤的流行病学特点

《中国死因监测数据集 2020》显示,我国恶性肿瘤死亡在城市居民全部死因中占 25.43%,位居首位;在农村居民全部死因中占 23.11%,位居第三。

IARC 报告显示,2018 年我国新发癌症病例 4285033 例,癌症死亡病例 2865174 例,分别占全球癌症新发病例的 23.7%、死亡病例的 30.0%(预计我国人口占全球总人口的 18.6%),癌症防治工作任重而道远。我国男性发病率最高的癌症是肺癌,女性发病率最高的癌症是乳腺癌;男性与女性死亡率最高的癌症均是肺癌。在我国,肺癌、肝癌、胃癌位居死亡的前三位。

随着经济的发展和社会进步,人类平均寿命延长,疾病谱也发生了巨大变化,多数传染性疾病得到了有效控制,而慢性疾病如心血管病、恶性肿瘤已成为严重威胁人类健康的主要因素之一。随着人们对肿瘤病因的不断认识,将工作重心从治疗转向预防,实现战略前移,已成为全球肿瘤研究工作者的共识。不断探索肿瘤病因,制订合理的预防策略,并通过流行病学方法在人群中对实施效果进行评估,肿瘤流行病学将在肿瘤预防中发挥着不可替代的作用。

三、肿瘤的病因学

癌症是一大类疾病的统称,共同特征是体内部分细胞丧失正常调控,出现无节制的生长和异常分化,并发生局部组织浸润和远处转移。其生长快慢与机体的免疫功能有关。

肿瘤的病因学迄今尚未完全明确。肿瘤的病因学研究从外因和内因两方面探讨肿瘤的发生。肿瘤的发生是环境因素和基因相互作用所引起的,往往是多种因素交叉作用所致。它既包括外界环境中的各种刺激因素,也包括机体内部的某种潜在因素。

(一)外界环境中的致癌因素

1. 化学因素

化学致癌物是具有诱发肿瘤形成能力的化学物。

(1)烷化剂:该类物质对 DNA 有很强的交联作用,既是初始致癌物,又具有抗癌作用。常见的物质有有机农药、硫芥、乙酯杀螨醇等,可导致肺癌及造血器官肿瘤等。

(2)多环芳香烃类化合物:与煤烟垢、煤焦油、沥青等物质经常接触的工人易患皮肤癌与肺癌。

(3)氨基偶氮类:易诱发膀胱癌、肝癌。

(4)亚硝胺类:与食管癌、胃癌和肝癌的发生有关。

(5)真菌毒素和植物毒素:黄曲霉毒素易污染粮食,可致肝癌、肾癌、胃与结肠的腺癌。

(6)其他:某些金属(镍、铬、砷)可致肺癌等,氯乙烯能诱发人肝血管肉瘤,二氯二苯基、三氯乙烷(DDT)和苯可致肝癌。

2. 生物因素

某些癌症的发生与病毒感染、寄生虫侵袭有关,如宫颈癌与单纯疱疹 II 型病毒及人乳头状瘤病毒(HPV)、Burkitt 淋巴瘤,鼻咽癌与 EB 病毒,原发性肝癌与乙型肝炎病毒之间均存在着一定的关系。日本血吸虫可引起大肠癌,幽门螺杆菌感染与胃癌有关。

3.物理因素

物理因素包括电离辐射(X线、放射性同位素)、日光及紫外线辐射、热辐射、长期慢性炎症刺激、创伤、异物(石棉纤维)等。与电离辐射有关的人的肿瘤主要有皮肤癌、肺部肿瘤、乳腺肿瘤、骨肿瘤、甲状腺肿瘤及白血病等。长期暴露于紫外线辐射下可引起皮肤的基底细胞癌和鳞状细胞癌,石棉纤维可致恶性间皮瘤和肺癌等。

(二)肿瘤发生的内在因素

1.遗传

研究发现,某些肿瘤有明显的家族遗传倾向,即遗传易感性,如结肠多发性息肉、乳腺癌、胃癌等。结肠腺瘤性息肉病基因突变者易患肠道息肉病。相当数量的食管癌、肝癌、胃癌、乳腺癌或鼻咽癌患者有家族史。

2.种族

一些肿瘤的发病率显示有一定的种族差异,如欧美国家前列腺癌的发病率较亚洲国家显著升高;非洲和东南亚地区肝癌的发病率较欧美国家明显升高;鼻咽癌多见于我国南方如广东、旅居海外的广东籍华侨,甚至他们的后裔鼻咽癌的发病率也高于当地居民。当然,种族因素本身还受到多种因素影响,如环境、遗传等的影响。

3.年龄

年龄是导致恶性肿瘤发生最常见的危险因素。不同的年龄有好发某种肿瘤的倾向。儿童中急性白血病、视网膜母细胞瘤、髓母细胞瘤和肾母细胞瘤等较多见。青年人中骨肉瘤、横纹肌肉瘤等较多见。40岁以上的成人以癌肿为多见。

4.内分泌

某些肿瘤的发生与激素的刺激有密切的关系,如雌激素分泌过多与子宫肌瘤、子宫内膜癌、宫颈癌、乳腺癌、卵巢癌、阴道癌等的发生有关;前列腺癌的发生与雄激素有关;原发性甲状腺癌与促甲状腺激素异常分泌有关。

四、恶性肿瘤的筛查

肿瘤的预防,关键是要防止致癌因素侵入人体。防止肿瘤临床发作的预防工作称为二级预防。在出现临床症状前发现肿瘤,加以诊断和治疗,使患者在"无病"状态下治愈事实上已经存在的肿瘤,从对机体损伤、心理伤害还是对社会影响的角度来看,都比在已经出现临床症状以后再开展治疗为好。所以,早期发现、早期治疗是提高治愈率、挽救肿瘤患者生命的关键。要做到肿瘤的早诊断、早发现、早治疗,应当实施以下措施。

(1)定期做全面体检。

(2)有针对性地筛检,如妇科疾病。

(3)对高发区特定人群可做生化检查,如有家族史者。

(4)做好癌前状态和癌前病变的随访。

五、恶性肿瘤的临床表现

在无任何症状的亚临床期发现并诊断出肿瘤是肿瘤早期发现工作的主要追求目标,但对于已经出现某些早期症状的患者,如能及时发现和确诊,也是肿瘤早期发现工作的一个重要环节。下列 20 项症状常被认为是恶性肿瘤的早期信号。

(1)原因不明的消瘦、乏力,上腹部无规则的疼痛,食欲下降,特别厌恶肉类食品。

(2)非怀孕和哺乳期妇女乳头流液或能挤出液汁。

(3)身体任何部位如乳腺、颈部或腹部出现逐渐增大的肿块。

(4)干咳、痰中带血、胸闷、胸痛久治不愈。

(5)中年以上的妇女性交后阴道有少量出血,或平时有不规则的阴道出血,或停经后数年又来月经,白带明显增多。

(6)不伴腹痛的逐渐加深的黄疸和上腹包块。

(7)肝脏肿大的速度较快,并伴有肝区疼痛。

(8)不明原因的无痛性血尿。

(9)皮肤溃烂长久不能愈合。

(10)黑痣突然增大,同时伴有灼热、发痒、破溃、出血、疼痛或痣上的毛发脱落。

(11)反复发热和顽固性的牙齿出血、皮下出血和进行性贫血。

(12)反复出现的不明原因的高热。

(13)口腔黏膜、女性外阴或男性阴茎龟头上出现白斑,而且迅速扩大、灼热与发痒不适。

(14)进行性双下肢无力、感觉异常、动作失调,或伴大小便有时失禁。

(15)无明显外力作用所致的股骨和肱骨等的骨折。

(16)进食吞咽时胸骨后有异物梗塞感、刺痛感或自觉食物通过缓慢。

(17)鼻塞,经常少量鼻出血或鼻涕中常带血丝,伴有偏头痛、头晕、耳鸣和颈上部、耳垂下方前后部位摸到肿大淋巴结。

（18）大便习惯改变，腹泻和便秘经常交替出现，或大便常带脓血，或大便变细变扁。

（19）逐渐加剧的头痛，伴突然出现的短暂的视力障碍和呕吐。

（20）青少年肘或膝关节剧痛、肿胀，用抗风湿药或抗生素类药治疗无效。

注意到这些早期信号并及时进行必要的检查，常可发现较早期的恶性肿瘤。另外，来自有特定功能器官或组织的肿瘤可有明显的症状，如肾上腺髓质的嗜铬细胞瘤早期可出现高血压，胰岛细胞瘤伴有低血糖。

六、恶性肿瘤的治疗

目前，恶性肿瘤已超过心脑血管疾病成为世界范围内人类的第一死因，严重威胁着人类健康。据 WHO 统计，全球恶性肿瘤治疗的 5 年生存率已达 50%，分析原因，一是早期病例的筛查及干预；二是综合治疗的积极开展。肿瘤的治疗多采用综合治疗方法，主要包括外科治疗、放射治疗、化学药物治疗、生物免疫治疗、中医中药治疗及内分泌治疗等。

（一）外科治疗

外科手术在恶性肿瘤治疗中起着重要的作用，治疗效果直接而显著，目前仍是大部分恶性肿瘤的最佳治疗选择。早期病例通过外科手术治疗往往能完全切除，达到治愈的目的。术中探查和切除的手术标本病理检查有助于 90% 以上恶性肿瘤的诊断与分期。

手术是治疗恶性肿瘤的最主要手段，具有以下几个方面的重要特点。

（1）通过手术全面了解疾病特点，明确疾病性质及分期。手术能直接观察到体内肿瘤的生长状态及其与周围组织、器官间的关系，还能进一步了解肿瘤的生物学行为及淋巴结转移的情况，结合病理诊断及实验室检查实现对疾病的全面认识和判断，为制订最佳治疗方案提供最全面的临床资料。

（2）建立肿瘤细胞和淋巴细胞体外药敏检测。由于肿瘤的病理、生理特点不同，因此其对放射治疗或化学药物治疗也有不同的治疗反应，通过体外药敏试验能更好地选择敏感化疗药物及剂量，从而制订最佳化疗方案。

（3）在肿块无法完全切除的情况下，手术也为其他相关治疗方法提供了最大帮助，如术后的放疗和化疗。

（4）肿瘤对外科治疗没有生物抵抗性，不像肿瘤对放疗与化疗存在敏感性、抵抗性的问题。

虽然外科手术具有非常重要的作用，但仍有局限性。手术属于局部治疗，对早期病例能取得较好疗效，对晚期或病灶较大者，仅能行局部切除，无法完全切除，如微小浸润转移灶的遗漏。且手术创伤对人体伤害较大,患者往往需要较长时间才能恢复,严重影响生存质量。手术风险高、并发症多,尤其是肿瘤邻近重要敏感器官时,如颅内肿瘤等,切除难度大,难以切净。术中操作不当,还可引起肿瘤种植或播散。根据患者病情及各种治疗方法特点制订综合治疗模式是最佳选择。如肿瘤较小、无转移,且周围无重要血管或危及器官,可以考虑单纯手术治疗;如果肿块较大,预计手术无法完全切除,可以考虑先手术切除大部分肿块,再行术后放疗、化疗或其他治疗,或者先放疗、化疗后再行手术治疗。

肿瘤的治疗不能以患者术后或其他治疗的顺利结束或恢复而宣告结束。肿瘤治疗后还应定期对患者进行随访调查。随访的目的:①进行必要的综合治疗,对外科手术后身体状况允许的患者进行化疗或放疗;②早期发现有无复发或转移病灶,及时采取综合治疗;③研究各种治疗方法的效果,为进一步改进治疗方法提供依据。

(二)放射治疗

放射治疗简称放疗,是指利用放射线(如放射性同位素产生的 α、β、γ 射线和各类 X 射线)治疗机产生的 X 射线或高能电子束等射线直接照射癌瘤,使癌细胞的生长受到抑制、损伤,肿瘤退化、萎缩直至死亡的一种治疗方法,是治疗恶性肿瘤的主要手段之一。放射治疗技术包括远距离治疗(外照射)、近距离治疗(腔内放射治疗)、立体定向放射治疗(X 射线或 γ 刀)和适形放射治疗等。

随着肿瘤细胞生物学特性及放射生物学行为的深入研究,人们发现肿瘤放射治疗仍具有一定的局限性,如其本质特性仍是局部治疗、肿瘤乏氧细胞的放射抵抗、周围正常组织耐受剂量有限、治疗精度需要提升等。因此,放疗与其他治疗手段结合越发迫切而重要,临床上放射治疗与手术的结合较为广泛。放疗与手术结合分为三种,即术前放疗、术中放疗和术后放疗。以放疗为主辅以化疗在临床应用广泛,化疗可以杀灭潜在浸润灶及转移灶,而放疗对大体肿瘤具有较好的局部控制效果,两者联合具有明显优势。另外,部分化疗药物还具有一定程度的放射增敏效用,如顺铂能提高多种肿瘤的放疗敏感性。针灸及活血化瘀的中药也可增加细胞放射敏感性,提高放疗疗效。

(三)化学药物治疗

化学药物治疗简称化疗,在恶性肿瘤治疗中占有重要地位。化疗是中晚期肿瘤患者综合治疗的重要手段。化疗广泛应用于造血系统肿瘤,大部分实体肿瘤治疗也离不开化疗,如已有广泛转移而不能手术或放疗的患者。另外,化疗联合手术或放疗被证实疗效明显优于单一治疗方法。

1. 药物分类

根据药物的化学结构、来源及作用机制,可将化疗药物分为 7 类。

(1)细胞毒素类药物:烷化剂类,其氮芥基团作用于 DNA、RNA、酶和蛋白质,可导致细胞死亡,如氮芥、环磷酰胺、白消安等。

(2)抗代谢类药物:对核酸代谢物与酶结合反应有相互竞争的作用,影响与阻断核酸的合成,如甲氨蝶呤、氟尿嘧啶、阿糖胞苷等。

(3)抗生素类药物:如阿霉素、丝裂霉素、放线菌素 D 等具有抗肿瘤的作用。

(4)生物碱类药物:主要干扰细胞内纺锤体的形成,使细胞停留在有丝分裂中期。常用的药物有长春新碱、羟喜树碱、紫杉醇等。

(5)激素类药物:可改变内环境进而影响肿瘤生长,或增强机体对肿瘤侵害的抵抗力。常用的药物有他莫昔芬(三苯氧胺)、己烯雌酚、黄体酮等。

(6)分子靶向药物:是以肿瘤相关的特异分子作为靶点的单克隆抗体和小分子化合物,其作用靶点可以是细胞受体、信号传导和抗血管生成等。单抗类常用的有曲妥珠单抗、利妥昔单抗、西妥昔单抗和贝伐单抗等;小分子化合物常用的有伊马替尼、吉非替尼等。赫赛汀的使用使约 1/4 的乳腺癌患者得到有效治疗;伊马替尼使对放疗、化疗高度抗拒的胃肠间质肉瘤获得了 60% 的缓解;易瑞沙(吉非替尼)对于不吸烟的女性肺部腺癌的疗效得到了广泛肯定。

(7)其他:如丙卡巴肼、羟基脲、铂类等。

2. 治疗方式

多药物联合应用是控制复发的可能途径。根据化疗在治疗中的地位和治疗对象的不同,其临床应用主要有以下 4 种。

(1)诱导化学药物治疗:常为静脉给药,用于可治愈肿瘤或晚期播散性肿瘤,此时化学药物治疗是首选或唯一可选的治疗。应用化学药物治疗希望达到治愈或使病情缓解后再选用其他治疗。

(2)辅助化学药物治疗:也称为保驾化疗。常为静脉给药,用于肿瘤已被局部满意控制后的治疗,如在肿瘤根治术后或治愈性放射治疗后,针对可能残留的微小病灶进行治疗,以达到进一步提高局部治疗效果的目的。

(3)新辅助化学药物治疗:是指实施局部治疗方法(如手术或放疗)前所做的全身化疗,目的是使肿块缩小、及早杀灭看不见的转移细胞,以利于后续的手术、放疗等治疗。

(4)特殊途径化学治疗:除静脉滴注(或静脉注射)、口服、肌内注射外,可将有效药物行腔内动脉注入、动脉灌注或门静脉灌注,以提高药物在肿瘤局部的浓度。

合理规范地应用化疗药物的优势设计个体化疗方案越来越受到重视。临床上常根据肿瘤的不同生物学特性,充分利用各种药物的治疗特点,选择 1 种、2 种或多种药物联合使用,以发挥最大效用。联合化疗必须遵循一定的原则:①只有当单药治疗仅能获得部分疗效时才能用于联合化疗。②当几种药物疗效相同时,应选择其毒性不会与联合化疗中其他药物毒性产生叠加效应的药物。③联合化疗定期实施,在机体能承受的前提下,尽可能缩短化疗周期的间隔时间。④所选化疗方案的药物组合、剂量及用法须经临床试验证明其确有价值。此外,抗癌药物杀灭肿瘤细胞遵循一级药代动力学规律,即一定量的药物杀灭一定比例而不是固定数量的细胞。因此,化疗需要多个疗程才能达到效果,根据该理论,在没有细胞耐药情况下,需要至少 5 个化疗疗程才能杀灭最后一个细胞。需要注意的是,即使化疗效果很好,也要严格遵循药物一级动力学理论,坚持做完化疗疗程。

(四)生物免疫治疗

肿瘤生物免疫治疗是继手术、放疗及化疗后的一种具有显著疗效的肿瘤治疗模式。其基本原理是应用生物技术及生物制品激发、增强机体自身免疫功能,从而抑制或阻止肿瘤细胞生长、转移和复发的治疗方法。目前肿瘤生物治疗的主要研究方向集中在肿瘤过继性免疫细胞治疗、单克隆抗体的导向治疗、肿瘤特异性主动免疫治疗(肿瘤疫苗)、肿瘤基因治疗、病毒治疗、基因工程细胞因子的应用等。

机体免疫系统和肿瘤细胞的相互作用决定了肿瘤的最终发展结果。生物免疫治疗是通过人为增强机体免疫功能清除微小残留病灶,并通过抑制肿瘤细胞增殖来治疗肿瘤的,同时,免疫功能恢复后,机体也更能够耐受手术、放疗或化疗对人体的损伤,进而进行后续疗程的治疗。因此,生物免疫治疗不仅仅是单纯增强免疫力来杀灭肿瘤细胞,也在很大程度上增强了各种治疗后的恢复力,间接增加了肿瘤治疗的效果。目前,它主要作为一种辅助手段用于手术、放疗或化疗后的巩固治疗,但生物免疫治疗也可作为单独治疗手段,如失去手术、放疗或化疗机会的晚期体衰患者,它具有明显延长生存期、提高生活质量及抑制肿瘤恶化的目的。

(五)中医中药治疗

通过中医药调理,可以驱邪扶正、健脾理气,提高患者对手术、放疗、化疗的耐受能力,促进恢复、调节免疫功能、增敏、减毒等,为后续的治疗打好基础。

(六)内分泌治疗

某些肿瘤的发生和发展与体内激素水平密切相关,可进行内分泌治疗,如增加激素或内分泌去势治疗等。

七、肿瘤的护理

（一）肿瘤患者外科治疗的护理

1. 手术前护理

（1）心理护理：因文化背景、心理特征、病情及患者对疾病的认知程度不同，应针对患者心理活动特点给予宣教及指导，解释手术对挽救生命、防止复发和转移的意义，消除负性情绪的影响，增强患者战胜疾病的信心。

（2）手术前的准备工作：①协助医生做好手术前的体格检查、常规检查及各科特殊检查。②患者体质的准备，结合体检及化验结果纠正营养不良、贫血、电解质紊乱等。③结合病情帮助患者建立良好的卫生习惯、戒烟酒，保持口腔清洁，预防感染。④不同手术部位的特殊准备，如食管梗阻术前3天每晚用温盐水或1%～2%碳酸氢钠溶液冲洗食管；大肠手术要清洁灌肠；阴道手术行阴道冲洗。⑤皮肤准备，做好全身清洁，如理发，洗头，剪指甲，手术野的剃毛、消毒。⑥术前指导工作，教会患者如何深呼吸、咳痰及肢体的功能锻炼，以配合术后护理工作，促进康复，减少并发症。

2. 手术后护理

（1）麻醉后护理：有条件的医院应设术后观察室，专人守护。全麻患者保持呼吸道通畅，以防窒息；椎管麻醉后去枕平卧6小时；腰麻后注意有无头痛、恶心、呕吐等。

（2）术后体位：麻醉清醒后，根据手术部位取适当体位，如颈、胸、腹、盆腔等部位手术，均取半坐卧位；四肢手术要抬高患肢；颅脑手术后取头高脚低位；甲状腺手术后取半卧位，以预防颈部血肿压迫气管引起窒息等。

（3）术后各种引流管的护理：引流是外科处理的基本技术之一，如胸腔引流、腹腔引流、淋巴结清扫术后引流、乳腺癌根治术后负压吸引、胃肠减压、T管引流、留置导尿管等。护士应经常巡视，保持引流管通畅，准确记录引流液的颜色、性质、量。

（4）术后镇痛药的应用：根据患者需要及时应用止痛药或预防性安装止痛泵。

（5）术后切口的护理：保持切口部位局部清洁、干燥，污染后要及时更换。

（6）术后饮食护理：禁食期间静脉补充营养，能经口进食者鼓励早期进食，由流质饮食开始逐步过渡，结肠造瘘患者避免粗纤维及易产气、产味食物。

（7）早期下床活动：如无禁忌，鼓励早期下床活动。其优点为能使呼吸加速，有利于呼吸道分泌物的咳出，预防肺部并发症；促进肠蠕动，减轻腹胀，预防肠粘连；增加食欲，促进血液循环和切口愈合,避免静脉血栓等并发症的发生。

3. 手术后恢复期的护理

(1)功能锻炼:可提高手术效果,促进机体和器官功能恢复。护士制订功能锻炼计划并指导患者实施。

(2)培训自我护理能力,适应新的生活习惯:护士与患者一起制订护理计划,有步骤地向患者进行宣教及示范操作,如气管造瘘口的处理、永久性人工肛门的护理。

(二)肿瘤患者放射治疗的护理

放射治疗应用的射线有很多种,各种射线有其各自的特点,治疗中应结合其特点进行护理。

1. 放疗中的护理

(1)生活护理:内衣宜柔软、宽大、吸湿性强,保持乳下、腋窝部清洁干燥。

(2)放射反应的处理和护理:①放射野皮肤的护理,放射野皮肤忌用肥皂和粗糙毛巾擦拭,局部不可涂酒精或刺激性油膏。不可在放射部位涂含金属的药膏和贴胶布,因胶布内所含氧化锌为重金属,放射时可产生两次射线,加重皮肤反应。避免冷热刺激,局部不可使用热水袋热敷。夏日外出时戴帽子,防止日光直射。皮肤脱屑时,切忌用手搔痒及剥皮,防止干性反应发展为湿性反应。保持放射标记清晰完整,如标记不清,则应请医护人员及时补上,切忌自行勾画。②注意血象的变化。行放疗的患者,如造血部位受较大剂量的照射,有可能会出现血细胞数下降,临床上应定期测定血常规(每周1或2次)并观察患者有无发热、出血等现象。如白细胞$\leq 2 \times 10^9$/L,或血小板$\leq 50 \times 10^9$/L,或体温≥ 38.5℃,应暂停放疗;白细胞低于正常,予以对症处理,如行升白细胞治疗;白细胞低于1×10^9/L时,应采用保护性隔离措施,输注白细胞或新鲜血,病室每日做好紫外线消毒工作。

2. 放疗并发症的护理

(1)皮肤放射反应的护理:皮肤对射线的耐受量与所用放射源、照射面积及照射部位有关。根据皮肤反应的程度,目前临床上常见的有Ⅰ度反应(干性反应)和Ⅱ度反应(湿性反应)。①Ⅰ度反应表现为局部皮肤红斑、色素沉着、无渗出物的表皮脱落,并有烧灼感、刺痒感。护理中要注意保持局部皮肤的清洁、干燥,刺痒厉害时可涂三乙醇胺乳膏(比亚芬)。②Ⅱ度反应表现为充血、水肿、水疱,有渗出物的表皮脱落,严重时可造成破溃和继发感染,多发生在皮肤皱褶处(如腋下、腹股沟、会阴等)。一旦出现,立即停止放疗,并用生理盐水换药,喷康复新液,并尽量采用暴露疗法。由于放疗的皮肤反应最常见,因此临床上常采用三乙醇胺乳膏外涂进行预防(放疗开始至放疗结束期间,每日2或3次,注意要避开放疗前后的2小时)。

(2)头颈部肿瘤放疗的护理:头颈部肿瘤放疗后,患者往往会出现咽部疼痛、进食困难,嘱患者多吃富含维生素丰富的软食。

(三)肿瘤患者化学治疗的护理

化疗是治疗恶性肿瘤的重要手段。由于抗癌药物有特殊的不良反应,因此,护理工作同样对化疗患者的治疗与康复起重要作用。

1. 化疗前的心理护理

了解患者的病情及心理状态等,用亲切、准确的语言做好心理护理,使患者对治疗充满信心。改善患者全身情况,根据医嘱做好各项化验及物理检查。

2. 化疗中的护理

(1)给药操作注意点:必须由2人核对药物名称、浓度、剂量、患者姓名、给药方法、给药途径与时间。应给初次用药患者做好解释工作,注射时如有疼痛或感觉异常,患者应立即告诉护士,不可勉强忍受。抽好化疗药物的针头不能作静脉注射用。应建议患者选择中心静脉置管,若患者拒绝,应签署外周静脉化疗同意书;如外周静脉穿刺给药,注射部位需有计划地更换。应尽量避开手指、手腕、肘窝和下肢静脉,以及施行过广泛切除性外科手术的肢体末端;不宜选择24小时内有穿刺史的静脉及穿刺点以下的静脉进行穿刺给药。不可同一部位重复穿刺,避免渗漏;推注前后用生理盐水冲洗,药液浓度不宜过高,速度不宜过快,均匀进入;输液前在穿刺点上方沿静脉走向涂喜辽妥软膏或外贴增强型透明贴;经外周静脉留置针予以化疗药时,留置针应当日拔除,不应留置。

(2)正确用药:护士应熟悉各种化疗药物的性能、特点,做到正确应用,保证药物疗效。①顺铂(DDP)可静脉滴注、动脉给药、腔内注射,剂量稍大时常规给予甘露醇利尿,顺铂(冻干)静脉滴注时应避光。②环磷酰胺(CTX)、异环磷酰胺应用时,应充分水化以利于膀胱排空。尿路保护剂美司钠可预防出血性膀胱炎,一般在应用异环磷酰胺后的即刻、4小时、8小时静脉推注。③多柔比星(ADM)对心脏有毒性反应,应严密观察。④依托泊苷(VP-16)、氮芥(HN$_2$)等药稀释后作用时间短,应于稀释后立即使用,并严格按化疗操作程序进行操作。⑤紫杉醇(PTX)在静脉注射时需使用备好的特殊皮条。为防止患者发生过敏,接受该化疗药治疗的所有患者应事先预防用药,即给药前6小时、12小时各用地塞米松20mg口服或静脉注射,在滴注本品30分钟前肌内注射或口服苯海拉明

50mg,并同时静脉注射西咪替丁 300mg 或雷尼替丁 50mg。泰素需在规定的时间(3 小时)内滴完,用药后严密观察脉搏、呼吸、神志与皮肤情况,随时做好应急处理。

(3)化疗后不良反应的护理如下。

局部不良反应的护理:抗癌药物静脉注射时漏在血管外,可引起局部红肿,严重者可出现组织糜烂、坏死,患者疼痛难忍,尤以氮芥、丝裂霉素(MMC)、长春新碱(VCR)、多柔比星(阿霉素,ADM)最为明显。化疗药物外渗的处理:一旦疑有外漏或已发生外漏,应马上停止注射。保留针头,接空针,从原静脉抽吸,抽出残留在针头、输液管中的药物,要两人处理(其中一人必须是穿刺护士)。发疱剂和刺激性化疗药物外渗给予局部封闭(地塞米松 + 利多卡因 + 生理盐水),非刺激性药物外渗可不用局部封闭。根据外渗药物性质局部给予冷敷或热敷。热敷可引起血管扩张,稀释外渗药物;冷敷则可引起血管收缩,使药物局限,从而增加毒性代谢物的降解。外渗 24 小时后可根据局部情况选用硫酸镁湿敷,局部涂激素软膏、喜辽妥软膏、金黄散外敷。抬高患肢促进回流,减少局部肿胀。

全身不良反应的护理:①消化道反应,即恶心、呕吐、厌食、消化道黏膜炎或溃疡。化疗前做好解释工作,消除或减少患者紧张情绪,同时做好宣教工作。化疗前用止吐剂或镇静剂。在注射化疗药物的同时可有意识地与患者谈话,以分散患者的注意力。对于严重的恶心、呕吐,应观察呕吐物的颜色、质量,并做好记录。及时化验血钾、血钠、血氯的含量,防止电解质紊乱。在化疗期间应鼓励患者少食多餐,并向其家属提出食物要多样化,要用食物的色、香、味诱导患者进食。②骨髓抑制,凡白细胞计数低于 $4 \times 10^9/L$、血小板低于 $50 \times 10^9/L$ 者应停止化疗。如白细胞计数低于 $1 \times 10^9/L$,患者容易发生严重感染,应行保护性隔离措施。紫外线照射房间,每日 2 次,每次 30 分钟。照射时注意保护双眼。病室内每天用 500mg/L 有效氯擦桌椅、拖地板。保持患者床单、衣服清洁干燥,经常修剪患者指甲,保持清洁。患者如有严重的血小板减少,可出现全身性出血,因此在拔针后要增加按压时间,静脉注射时止血带不宜过紧、时间不宜过长。

第二节　患者的管理

一、预防原则和措施

肿瘤是机体在各种致癌因素作用下,局部组织的某一个细胞在水平上失去对其生长的正常调控,导致其克隆性异常增生而形成的新生物。一般将肿瘤分为良性和恶性两大类。肿瘤发生是由于细胞电子平衡失调所致。随着对恶性肿瘤这一顽症认识的不断深化,人类逐渐意识到恶性肿瘤的预防是抗击恶性肿瘤最有效的武器。许多科学研究及有效控制活动表明,恶性肿瘤在有些情况下是可以避免的。恶性肿瘤预防的最终目的就是降低恶性肿瘤的发生率和死亡率,延长患者的生存时间。

1.恶性肿瘤三级预防的概念

(1)一级预防:病因预防。要从根本上降低癌症的发病率就必须从病因出发,这是最具备成本效益的长期战略。消除危险因素和病因,防患于未然。对于已知的危险因素(如吸烟、酗酒、不必要的放射线照射、职业暴露等)要采取相应措施加以控制和消除,如不在公共场合吸烟,禁止青少年吸烟,另外还要提高机体的抗癌能力,进行预防接种和化学预防。改善饮食和营养也是病因预防的主要内容之一。减少腌制、烟熏类食品的食用,多吃水果、蔬菜、富含维生素 A 和维生素 C 及纤维的食品。研究表明,40% 的癌症通过合理的措施可以预防其发生。我国针对目前已知的危险因素,开展了人群干预措施,有效控制了癌症危害及其危险因素的暴露水平。

(2)二级预防:临床前期或亚临床期预防。我国癌症患者以临床晚期居多,特别是近几年,肿瘤患者呈现年轻化趋势及预后不良等的显著特点。早发现、早诊断、早治疗是一条防患于开端的措施,即肿瘤刚发生时,尽早筛查出来予以治疗,以收到事半功倍的作用。二级预防措施,实际包括两方面的内容:一是早期发现,用有效的方式去筛查,尽早发现早期癌症患者;二是对发现的可疑患者,要及时、准确地给予确诊及治疗。

尽管目前恶性肿瘤筛查取得了显著成效,但仍存在许多问题,比如筛查效果评价标准不一、缺乏有效筛查技术及如何选择新型分子标志物。如何处理筛查导致的心理负担和过度治疗,进一步优化筛查技术和方案将是下一步需要解决的问题。

(3)三级预防:临床(期)预防或康复性预防。根据 195 个国家和地区全球医疗质量和可及性排名显示,2015 年我国医疗质量和可及性排名位于全球排名第 60 位,2016 年上升至第 48 位。这一成就展现了我国在持续提升医疗质量水平和医疗技术能力等方面做出的不懈努力。截至 2020 年底,我国已成立了 36 个国家级医疗质控中心、28 家省级肿瘤医院,市级、区级、县级肿瘤医院也正在快速发展,并制订了一系列诊治指南,如宫颈癌、结直肠癌等 5 种恶性肿瘤规范化诊疗指南,医疗质量逐渐走向规范化、精准化。"单病种、多学科"诊疗模式也逐步兴起,不同学科专家可为患者制订更加准确、有效的个体化诊疗方案,最大限度地减少误诊、误治,从而提高患者诊治质量。另外,心理治疗也是癌症治疗的主要辅助手段,有助于提高治疗效果、促进康复。医护人员通过关心和鼓励患者,可帮助患者重新建立自信心。

一级预防的主要任务是降低肿瘤的发生率,二级预防、三级预防的任务是降低死亡率及延长存活时间。

2. 恶性肿瘤的预防措施

（1）禁止吸烟：香烟的烟雾中有多种致癌物质，如苯并芘二甲基亚硝胺、放射性元素ZIOPO及酚类化合物等，严重有害物质还有尼古丁、一氧化碳和焦油等。我国肺癌患者中有70%~80%是因长期吸烟导致的。

（2）提倡科学的膳食结构：我国胃肠道癌的65%以上与饮水污染、膳食结构不当或污染有关，膳食中的脂肪、蛋白质和碳水化合物的结构要合乎健康比例，以植物性食物为主，避免高脂肪、高蛋白质、高热量饮食，可以减少直肠癌、结肠癌、前列腺癌、胰腺癌、乳腺癌、子宫内膜癌、卵巢癌等的发生。①油烟等会导致肺癌，人体若缺乏β-胡萝卜素也可能诱发肺癌。因此，长期吸烟者、肺结核患者和硅沉着病（矽肺）患者等易患肺癌的人应多吃富含β-胡萝卜素的食物，如甘薯、胡萝卜、菠菜、芒果、木瓜和豆腐等。②缺乏蛋白质可诱发胃癌。若饮食中摄入的蛋白质不足，尤其是摄入的优质蛋白质不足，就可能诱发胃癌。此外，人们若大量食用腌制的咸鱼、咸菜等含有亚硝胺等致癌物质的食物，也会增加患胃癌的概率。因此，萎缩性胃炎患者、胃溃疡患者、免疫功能低下者及有胃癌家族史者等易患胃癌的人应常吃富含优质蛋白质的食物，如深海鱼虾、牡蛎、大豆、瘦肉和鸡蛋等。不爱吃生冷食物的人，可以选择熟食。③缺乏膳食纤维可诱发结肠癌。在现代人的饮食结构中，高脂肪、高蛋白质食物所占的比例越来越大，而膳食纤维的摄入量却日渐减少，在缺乏膳食纤维的情况下，这些致癌物质会长时间地停留在结肠黏膜上，从而诱发结肠癌。玉米是膳食纤维含量比较高的食物，可以多吃。④缺乏维生素D可诱发乳腺癌。大量临床调查数据都表明，乳腺癌患者体内的维生素D含量往往较低。加拿大的研究人员还发现，体内缺乏维生素D的乳腺癌患者和体内不缺乏此物质的乳腺癌患者相比，其病死率相对较高。因此，有乳腺癌家族史者、未生育的女性、中老年女性、月经初潮较早或绝经较晚的女性等易患乳腺癌的人应多吃鱼肉、牛肉、猪肝和鸡蛋黄等富含维生素D的食物，并应经常晒太阳，以促使机体合成更多的维生素D。

（3）少吃霉变及发霉的粮食：已知有20多种霉菌及其毒素对实验动物有致癌作用，黄曲霉毒素B_1是其代表，食管癌、肝癌等与摄入含霉菌污染的食物有密切关系。

（4）不饮酒或少饮酒：酒精不仅与肝硬化、肝癌，而且与喉癌的发生有关。有研究表明，女性青春期每天饮酒量≥15g与乳腺癌的发生率密切相关；其次是成年后饮酒量，终身累积饮酒量越大，乳腺癌的患病风险就越高。

（5）防止食物污染：主要是防止致癌微生物的感染或传播，严格控制和监测食物添加剂。

（6）避免或减少职业性致癌因素：由于某些工种和车间具有较多的致癌剂，由此引起癌症的发病率较高,目前已证明煤油、焦油、沥青、菌类、石棉、芥子气、铬及砷化物、放射性物质苯、联苯胺、羰基镍等有致癌性,因此必须加强职业病的预防。

（7）调节不健康的生活习惯:现代社会生活节奏快,不规律的生活和饮食习惯也是诱发肿瘤的一个重要因素,如经常熬夜,经常吃过烫、过咸的食物。

（8）保持乐观的心态:学会释放压力,走出抑郁、焦虑,这也是预防肿瘤的好方法。

二、未来发展方向

2019 年,中国抗癌协会临床肿瘤学协作专业委员会（简称 CSCO）的李进教授在一次专访中提出了肿瘤治疗过程中的全程管理,"只有全程管理策略的贯彻,才能够让患者的生存得到保证,生活质量得到保证,让患者的利益最大化"。

1. 生存期的延长催生肿瘤的全程管理

美国于 20 世纪 80 年代末期提出了全程管理的模式,强调对患者自患病至康复全过程的关注和管理。提出这一模式的原因在于,癌症虽然仍是一种致命性疾病,但是随着治疗技术的进步,在全球范围内,癌症的生存率有普遍上升的趋势,一些致死率高的癌症也不例外。*The Lancet*（《柳叶刀》）在近 30 年间,持续分析了全球 71 个国家和地区、18 种主要癌症患者的 5 年生存率变化趋势。截至 2014 年,在某些国家,肝癌、胰腺癌、肺癌的生存率已经上升了 5%。在 2010—2014 年确诊癌症的女性中,澳大利亚和美国的乳腺癌 5 年生存率已经分别达到 89.5% 和 90.2%,我国也达到了 83.2%。我国的数据中,除极个别癌症（胰腺癌、卵巢癌、儿童急性淋巴性白血病）的 5 年生存率有降低外,癌症 5 年生存率均有上升趋势。即使是在生存率降低的这 3 个癌种,在近 3 年里已经看到,免疫治疗和靶向药物等所带来的巨大进展。生存期的延长意味着肿瘤治疗方式的转变,肿瘤治疗的关键已经不是彻底杀灭肿瘤,而是在减少不必要死亡的前提下,尽量提高患者的生活质量。

2. 全程管理意味着持续性卫生服务

过去在诊治患者过程当中,一直强调现场治疗,治疗结束后往往医生并不关心他们的患者流向了哪里。流动的就医模式,意味着患者所接受的是碎片化的卫生服务,他们经常辗转于不同科室、医生及医疗机构,不利于正确的医疗决策和疾病的早期干预,带来的是重复的检查和治疗,以及医疗质量的下降,既不利于患者的康复,也造成了医疗资源的浪费和卫生系统效率的低下。

全程管理模式的提出,意味着患者需要的是连续的卫生服务。以心血管疾病、糖尿病、艾滋病、癌症等为代表的,需要长期诊疗或照顾的疾病的数量以及管理复杂性在增加,因此服务连续性这一概念被提出,相关的研究和重视程度也在提高。服务连续性意味着患者于在同时间所接受的服务之间的连贯性,包含着患者所接受的服务来自相同的医疗机构,以及当患者变换就诊机构时,不同机构间连续协调地为同一患者服务。

对于肿瘤患者来说,较长的治疗周期需要患者不停地在医生指导下进行治疗方案的调整,包括用药时间、副作用的处理、患者症状情况分析等。而在治疗周期后,患者的随访康复及对于癌症高危人群的筛查和预防,意味着不同的医疗机构(如三级医院、二级医院、社区卫生服务中心、康复机构等)的互相配合及协作。

3. 新药不良反应的处理需患者密切参与

免疫治疗和靶向药物的问世相比于传统化疗药物的毒副反应较低,但以免疫检查点抑制剂为例,实际上人们对它的不良反应还没有完全了解。研究发现,免疫检查点抑制剂仍然有一些非常严重的不良反应,特别是涉及重要器官(如心、肺、肾、甲状腺等)而引起的自身免疫反应。据全球范围统计,发生心脏不良反应的患者大约有50%都面临着死亡。如果患者还处于癌症的早期,因为这种不良反应导致了死亡,其实是非常可惜的。所以要严密观察患者整个治疗过程中所有的不良反应和诉求,全程管理的贯彻需要患者的参与。

参考文献

［1］尤黎明,吴瑛.内科护理学［M］.6 版.北京:人民卫生出版社,2017.

［2］张润宁.常见脑血管疾病临床诊治［M］.石家庄:河北科学技术出版社,2013.

［3］郭爱静,周兰姝.成人护理学［M］.2 版.北京:人民卫生出版社,2012.

［4］徐波.肿瘤护理学［M］.北京:人民卫生出版社,2008.

［5］孙燕.肿瘤专科护理［M］.北京:人民军医出版社,2014.

［6］李少林,周琦.实用临床肿瘤学［M］.北京:科学出版社,2014.

［7］魏于全,赫捷.肿瘤学［M］.2 版.北京:人民卫生出版社,2015.

［8］国家卫生健康委员会.2019 中国卫生健康统计年鉴［M］.北京:中国协和医科大学
出版社,2019.

［9］汤钊猷.现代肿瘤学［M］.上海:复旦大学出版社,2011.

［10］李乐之,路潜.外科护理学［M］.北京:人民卫生出版社,2017.

［11］胡雁,陆箴琦.实用肿瘤护理［M］.上海:上海科学技术出版社,2015.